알기쉬운

동맥혈 가스분석

Arterial Blood Gases Made Easy

저 : Iain A M Hennessey
Alan G Japp

역 : 신 종 욱
(중앙대학교 의과대학 호흡기 알레르기 내과)

CHURCHILL LIVINGSTONE
ELSEVIER

도서출판 메디안북
Medianbooks Publication

알기쉬운 동맥혈 가스 분석

Arterial Blood Gases Made Easy

인쇄 : 2011년 9월 7일
발행 : 2011년 9월 16일

저 자 : Iain A M Hennessey, Alan G Japp
역 자 : 신 종 욱
발행인 : 김 선 악
발행처 : 메디안 북
편 집 : 최 수 정
등 록 : 제 313-2010-51호
주 소 : 서울시 마포구 도화동 삼창B/D 1101호
전 화 : 02-732-4981 / 팩 스 : 02-711-4981

ISBN : 978-89-93340-10-5 93510

정 가 : 15,000원

This edition of *Arterial Blood Gases Made Easy*, by Iain A M Hennessey, Alan G Japp is published by arrangement with Elsevier Inc.

Original Edition ISBN : 978-0-443-10414-5
Translated Edition ISBN : 978-89-93340-10-5
Publication Date in Korea : 2011. 9. 16

Translated by Median book
Printed in Korea

저자 서문

여러분이 '알기쉬운 동맥혈 가스분석' 책을 펼치게 된다면, 이 검사법이 전적으로 정답은 아니지만 중요하다는 것을 믿게 될 것이다.
첫째, 동맥혈 가스분석이 내과, 외과학의 급성 질환 환자의 상태를 진단하고 치료하는 데 필수적이라는 점이다. 정확한 동맥혈 가스분석이야말로 현대의학에서 가장 근본적인 의술이다.
둘째, 이 책은 보조적인 역할을 할 것이다. 전체를 통틀어 이 책의 목적은 주요 개념을 강조하려 하였고 실제적이고 유용한 측면에 초점을 맞추면서 매우 자세한 이론은 피하려 하였다. 의대생 및 간호학과 학생, 내과의사 및 전문 간호사들이 기술을 연마하고 결과를 해석할 때, 명확하고 간결한 이 지침으로 도움을 받을 수 있을 것으로 믿는다.

Iain A M Henesey

Alan G Japp

역자 서문

호흡곤란, 생체징후 변화, 의식의 변화가 나타나는 환자나 수술을 준비하게 되는 환자를 위하여 임상에서 혈액가스를 분석합니다. 이 검사는 환자의 환기와 산소화 상태 및 산-염기 평형에 대한 정보를 제공하게 되는데 비교적 명확한 결과에서부터 복잡하게 생각하게 하는 깊은 의미까지 담겨 있어 실제 환자 진료에 유용할 뿐만 아니라, 학문과 의공학적 측면에서 많은 호기심을 자극하는 검사법이 아닐까 생각합니다. 근본적인 원리까지 설명하는 많은 귀중한 책들이 이미 유용하게 이용되고 있지만, 본 책자는 임상에서 편리하게 짧은 시간동안 체계적으로 정보를 이용할 수 있도록 근본 원리가 간단하게 정리되어 있는 책이라 판단하여 소개하고자 번역을 하게 되었습니다. 동맥혈 가스 분석은 단순히 수치만으로 결과를 해석하는 것이 아니라 환자의 임상 상태를 반드시 참조하여 판독하여야 한다고 알려져 있습니다. 이 책에는 25가지의 증례로 질문과 해답이 함께 포함되어 있어서, 전반부에 소개된 해석 원리에 따라서 실제 적용해 보도록 하고 있습니다. 이러한 훈련이 된다면 혈액 가스 분석을 좀더 쉽고 자신있게 할 수 있을 것으로 기대합니다. 부디 작은 책자이지만 혈액 가스분석에 큰 도움이 되길 바랍니다.

2011. 8

신 종 욱

(중앙대학교 의과대학

호흡기 알레르기 내과 부교수)

목차

제 I 부
동맥혈 가스 분석 검사의 이해

1. 서문

동맥혈 가스 (ABG) 분석검사란 동맥혈의 산소와 이산화탄소의 가스 분압, 그리고 산도를 측정하는 검사이다. 이 검사를 통해 우리는 혈액의 산 – 염기 균형과 우리의 폐가 얼마나 가스교환을 잘 하고 있는지를 측정할 수 있다.

그렇다면, '산 – 염기 상태' 란 무엇인가? 또, '분압' 이란 무엇인가? 왜 그것들이 중요한가?
이런 질문들에 답하기 위해 이 책은 만들어졌다.

우리는 이 책을 산 – 염기의 생리와 호흡기관의 기본요소들을 설명하는 것으로 시작하려 한다. 꼭 읽어보길 권한다.! 이런 핵심 개념들을 완벽히 이해하는 것만으로도 나머지 것들은 쉽게 이해할 수 있을 것이다. 또한, 제 I 부에서는 동맥혈 가스분석 검사 결과를 간단한 단계별 가이드로 진단 내리기 전에, 언제, 어떻게 그리고 왜 동맥혈 가스의 표본을 추출해야 하는지를 설명 하고 있다.

제 II 부에서는 지금까지 배운 것들을 토대로 다양한 동맥혈 가스검사의 사례들을 분석해 볼 것이다. 이미 동맥혈 가스검사를 측정하는 방법을 알고 있다고 하더라도, 우리가 제안하는 시스템 (section I – 9에 표기된) 을 시도해 본다면 더 논리적이고, 체계적인, 그리고 일관적인 결과를 얻을 수 있을 것이다. 또한, 이 시스템이 어떻게 동맥혈 가스 (ABG) 이상의 주요 패턴을 찾아내는지를 알게 됨으로써, 임상업무에 적용할 수 있는 자신감을 얻길 바란다.

2. 폐 가스교환 : 기본설명

우리 몸 속의 세포들은 산소를 이용해서 에너지를 만들어 내고, 이산화탄소를 폐기물로 처리한다. 또한, 혈액은 세포들에게 필요한 산소를 제공하고, 불필요한 이산화탄소를 제거한다. 이 과정이 진행되는 것은 우리의 폐가 얼만큼 혈액을 산소로 채워주고, 이산화탄소를 제거해 낼 수 있느냐에 따라 달려있다.

폐 가스 교환이란 공기중의 산소를 혈류로 전환하고 (산소공급), 혈류내의 이산화탄소를 공기중으로 배출해내는 (이산화탄소 배출) 과정을 의미한다.

이런 교환은 폐포라는 작은 기낭들과, 모세혈관 사이에서 일어난다. 이것들은 모두 굉장히 얇은 막을 가지고 있고, 또 매우 근접하게 위치해 있기 때문에 (폐포모세혈관막), 이산화탄소 와 산소가 그 사이에서 확산에 의해 이동한다 [그림 1].

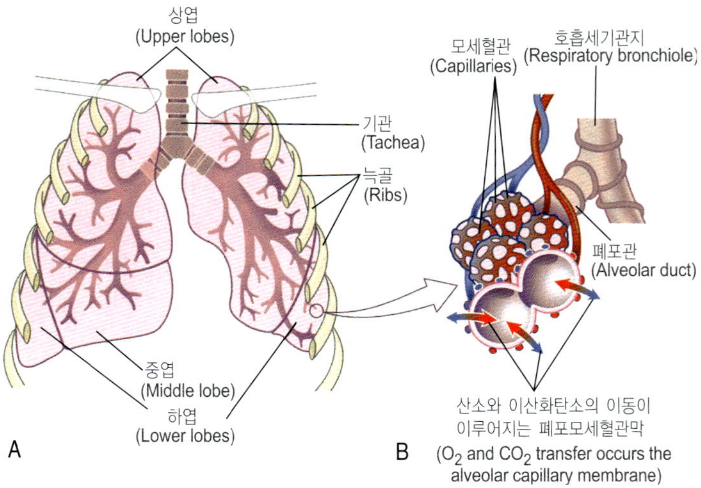

[그림 1] 폐의 해부도

폐 가스교환 : 분압

ABG (동맥혈가스)는 동맥혈 속 산소와 이산화탄소의 분압 (PaO_2 와 $PaCO_2$)을 측정함으로써, 폐의 가스교환이 효과적으로 이루어지고 있는지 가늠할 수 있도록 도와준다.

분압이란 혼합가스 안에 섞여있는 각각의 가스가 전체 압력에 얼마만큼 기여 하는가를 말해준다. 가스가 액체로 녹아들 때 (예; 혈액), 녹아드는 가스의 양은 분압에 따라 달라진다.

Note

Po_2 = O_2의 분압
PaO_2 = 동맥혈 속 O_2의 분압

가스는 높은 분압에서 낮은 분압으로 움직인다. 폐포모세혈관막 단위에서, 폐포내 산소는 모세혈관에 비해 Po_2는 높고 Pco_2는 낮다. 따라서, 산소와 이산화탄소의 분압이 동일해 질 때까지 O_2 분자들은 폐포에서 혈액으로 이동하고, CO_2 분자들은 혈액에서 폐포로 이동한다.

가스 압력에 대한 간단한 언급

해수면에서의 대기 압력 (대기중 가스의 전체 압력) = 101 kPa, 혹은 760 mmHg
O_2는 공기의 21%를 구성한다. 그래서, 공기중 O_2의 분압은
= 21% × 101kPa, 21% × 760mmHg
= 21 kPa 혹은 160 mmHg
CO_2는 공기의 아주 작은 부분만을 차지하고 있다. 그래서 흡기 중 CO_2의 분압은 무시해도 될 정도의 양이다.

이산화탄소의 배출

이산화탄소 (CO_2)의 확산작용은 혈류에서 폐포까지 굉장히 효율적으로 이루어지기 때문에, CO_2 배출은 사실 우리의 폐포 속 CO_2가 얼마나 빨리 분출되는지에 의해 전적으로 결정된다. 따라서, $PaCO_2$ (동맥혈 중 CO_2가 차지하는 전체 양)는 폐포환기로 결정된다. 폐포환기란, 1분마다 대기와 우리의 폐포가 주고받는 공기의 전체 양을 말한다.

폐포환기는 뇌간의 한 부분인 호흡중추가 조절하고 있다. 호흡중추는 특수한 수용체들을 포함하고 있는데, 이 수용체들이 $PaCO_2$를 감지하고 호흡과 관련된 근육들을 연결시켜주는 역할을 한다. 만약 이런 것들이 비정상적으로 진행한다면, 호흡중추에서는 그에 맞춰 호흡하는 속도와 깊이를 조정해 준다 [그림 2].

가끔 어떠한 이유로 이산화탄소가 비정상적으로 높게 생산될 때도 (예; 패혈증), 우리의 폐는 보통 정상적인 $PaCO_2$를 유지한다. 그렇기 때문에, 증가된 $PaCO_2$ (고탄산혈증)는 언제나 감소한 폐포환기를 암시한다.

Key Point

$PaCO_2$는 폐포환기에 의해 결정되고, 환기량은 $PaCO_2$를 적정선 안에 유지시키기 위해 조정된다.

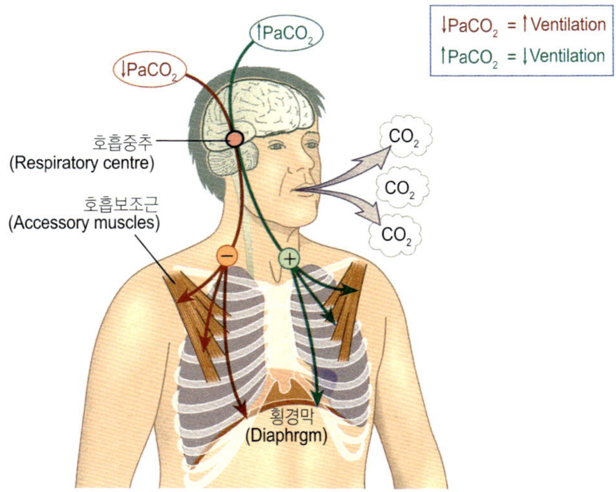

[그림 2] 환기조절

저산소 drive 반사에 관한 짧은 노트

만성적으로 $PaCO_2$가 높은 환자들의 경우 (만성 고탄산혈증), CO_2 수준을 감지하도록 특화된 수용체들이 둔감해질 수 있다. 이 때, 우리의 몸은 환기량의 적절 선을 측정하기 위해 PaO_2를 감지하는 수용체들에 의지하게 되고, 낮은 PaO_2는 환기자극을 하는 주요한 역할을 하게 된다. 이러한 현상을 저산소 drive이라고 부른다.

저산소 drive에 의존하는 환자들중 (저산소혈증 보다 더 심각한), O_2를 과도하게 투여하는 것이 환기량을 저하시킬 수 있고, 이것은 곧 $PaCO_2$의 막대한 상승으로 이어질 수 있다. 그렇기 때문에, 만성적인 고탄산혈증을 가지고 있는 환자들은 세심하게 관리된 상황에서만 O_2를 추가적으로 투여해야 하고 또, 주의깊은 ABG 추적 관찰이 필요하다. 하지만, 이것은 급성 고탄산혈증을 가지고 있는 환자들에게는 해당되지 않는다.

헤모글로빈 산소포화도 (So_2)

산소투여는 CO_2 배출보다 훨씬 더 복잡하다. 첫 번째로 알아야 할 사실은 Po_2가 꼭 얼마만큼의 산소가 우리의 혈액 안에 있는지를 정확하게 알려주지는 않는다는 점이다. Po_2는 헤모글로빈과 결합하지 않는 유리 산소 분자들만을 측정하고, 그것은 전체 산소 중 극히 일부분을 차지한다.

사실상, 혈액 속 거의 모든 산소분자들이 헤모글로빈 Hb [그림 3]라는 단백질에 묶여있다. 그런 이유에서, 혈액 속 산소의 양은 2가지 요인에 의해 결정된다.

1. Hb 농도 : 이 농도가 얼만큼의 산소를 혈액이 수용할 수 있을 지를 결정한다.
2. O_2를 결합한 Hb의 포화도 (So_2) : 이것으로 O_2분자와 결합한 Hb의 퍼센트를 알 수 있다. 다시 말해, 수용 가능한 전체비율 중 어느 정도가 이용되고 있는지를 말해 준다 [그림 4].

Note

So_2 = 혈액 (어떠한 혈액이라도) 속 O_2의 포화도

SaO_2 = 동맥혈 속 O_2의 포화도

맥박 산소 측정기 pulse oximetry

SaO_2는 손가락이나 귓불에 탐색자 (맥박산소 측정기)를 사용하여 측정할 수 있다. 대부분의 상황에서는 이것만으로도 산소공급을 측정하기 위한 충분한 정보를 제공하지만, 포화도가 75% 이하일 때에는 정확도가 떨어지며 주변 관류가 약할 때에는 신뢰할 수 없다. 또한, 산소측정법은 $PaCo_2$에 대한 정보를 제공하지 않기 때문에, 환기장애를 가지고 있을 시, 동맥혈 가스 분석검사의 대치검사로 사용되어서는 안 된다.

Key Point

Po_2는 혈액 속 산소의 양을 측정하는 것이 아니다. 결국 동맥혈 속 산소량을 결정하는 것은 SaO_2와 Hb의 농도인 것이다.

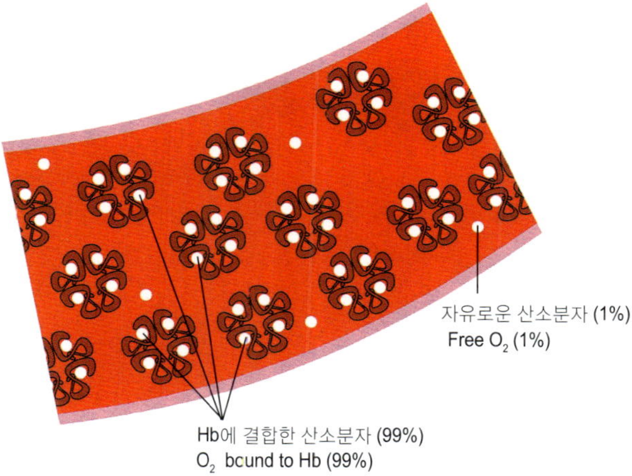

[그림 3] 혈액 속 자유로운 산소분자들과 헤모글로빈에 결합한 산소분자들의 상대적인 비율

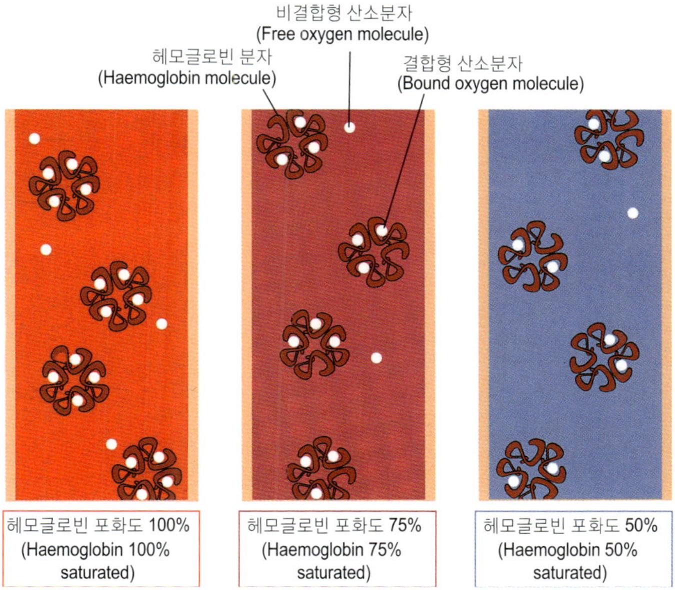

[그림 4] 헤모글로빈 산소 포화도

산화헤모글로빈 해리 곡선

이제 우리는 혈액 속 산소량이 Hb의 농도와 So_2에 의해 결정된다는 것을 알게 되었다. 그렇다면, Po_2 의 중요성은 무엇인가?

Po_2는 산소분자들이 Hb에 묶일 수 있도록 해주는 추진력과 같다고 생각하면 된다. 엄밀히 말하면, Po_2는 So_2 를 조절한다. 오른쪽의 산화헤모글로빈 해리 곡선 [그림 5]이 주어진 Po_2 에서 어떤 So_2 결과가 나오는지를 보여준다.

보통 Po_2가 높을수록, So_2도 높지만 곡선이 수직으로 상승하지는 않는다. 초록 선은 '곡선의 평평한 부분' 으로 표시해주고 있다. 이 부분에서의 Po_2 변화는 So_2에 큰 영향을 주지 않는다. 반대로, 빨간 선은 '곡선의 가파른 부분' 을 표시하고 있다. 이 부분에서의 So_2는 아주 작은 Po_2의 변화에도 굉장히 큰 영향을 받을 수 있다.

주의할 점은, 정상적인 PaO_2인 13 kPa (100 mmHg)정도에서 산화 헤모글로빈이 거의 최대로 포화된다 ($SaO_2 > 95\%$). 즉, 혈액이 산소를 수용할 능력을 모두 사용했고, 더 이상 PaO_2의 어떤 상승이 있더라도 동맥의 산소량은 크게 증가하지 않을 것이라는 것이다.

Key Point

Po_2는 혈액내 자유로운 산소의 분압으로서, 산소의 총분압이 아니라, 산소로 헤모글로빈을 포화시키는 추진력을 말한다.

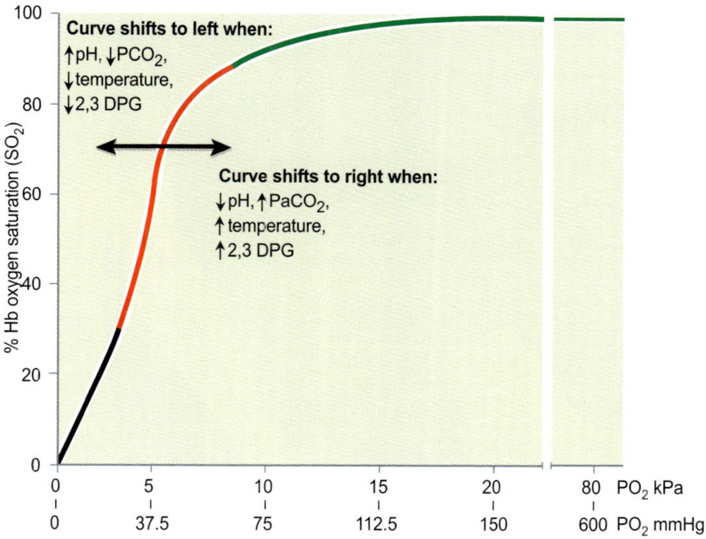

[그림 5] 산화헤모글로빈 해리 곡선. 이 곡선은 Po_2와 헤모글로빈 산소포화도의 비율 (So_2) 관계를 나타낸다. 시그모이드 모양에 주목: Po_2가 〉 80 mmHg (10.6 kPa) 일 때 상대적으로 평평하지만, Po_2가 60 mmHg (8 kPa) 이하일때는 가파르게 상승한다.

Key Point

헤모글로빈이 산소 포화도의 최대치에 근접할 때, Po_2의 어떤 증가도 SaO_2에 크게 영향을 주지 않는다.

폐포환기와 PaO_2

지금까지 우리는 PaO_2가 어떻게 SaO_2를 조절하는지 설명했다. 그렇다면 PaO_2를 결정하는 것은 무엇인가?

PaO_2를 결정하는데는 3가지 주요 요인이 작용한다:

1. 폐포 환기
2. 관류와 환기의 매칭 (V/Q)
3. 흡기 중 산소 농도 (FiO_2)

폐포환기

산소는 폐포에서 빠르게 혈류로 움직인다. 그렇기 때문에 폐포의 Po_2가 높아지면, PaO_2도 높아진다.

대기중의 공기와 달리, 폐포 중의 공기는 많은 양의 이산화탄소를 함유하고 있다 [그림 6]. 그러므로 이산화탄소가 많다는 것은 Po_2가 낮다는 것을 의미한다 (가스의 분압이란 전체 부피에서 가스가 차지하는 양을 말한다).

폐포환기의 증가는 더 많은 양의 이산화탄소를 배출하므로 폐포의 Po_2가 더 높아지는 결과를 낳는다. 만약, 반대로 환기가 감소한다면, 산소는 잃게 되고 이산화탄소는 쌓이게 되므로, 결국 폐포의 Po_2는 떨어지게 된다.

반면, 과다환기는 폐포의 Po_2에 소량의 증가만을 유발하지만 (흡기의 Po_2에 더 근접하게 다가감), 불충분한 환기는 폐포의 Po_2가 (여기서부터 PaO_2로 표기) 심각하게 감소할 수 있는 원인이 되기도 한다.

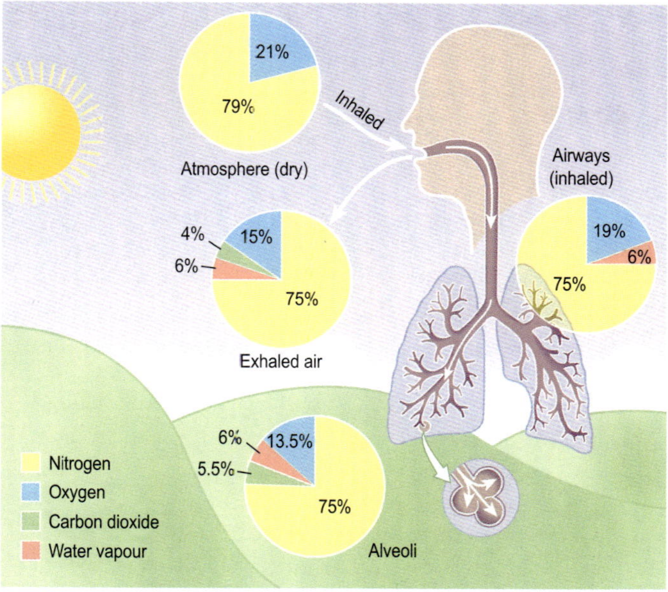

[그림 6] 다양한 호흡 환경에서 흡입되고 배출되는 가스들의 구성 요소

Key Point

산소투여와 CO_2 배출 모두 폐포환기에 의존한다. 환기 불량은 PaO_2를 감소시키고, $PaCO_2$를 증가시킨다.

환기/관류의 불균형과 센트

폐를 통해 흐르는 모든 혈액이 환기가 잘된 폐포를 모두 만나는 것은 아니고 (특히 폐질환이 있는 경우), 환기가 된 폐포가 반드시 관류되어온 혈액과 만나는 것은 아니다. 이러한 문제를 환기/관류 (V/Q)불균형 이라고 부른다.

폐의 어느 한 부분이 제대로 환기되지 못했다고 가정해 보자 (예를 들어, 폐 조직의 경화나 무기폐가 원인이 된 경우). 이런 폐포를 지나는 혈액은 동맥을 순환할 때 정상수치보다 낮은량의 산소와 높은량의 이산화탄소를 가지고 온다. 이것을 션트[1] 이라고 부른다.

그렇다면, 우리는 과호흡을 함으로써 남아있는 '정상 폐포' 에서 더 많은 량의 공기를 마시고 뱉게 된다. 이러한 방법으로 불필요한 이산화탄소를 제거하고, 다시 순환하는 혈액이 이산화탄소를 조금 더 배출하고 갈 수 있도록 해준다. 이렇게 해서 션트되지 않은 낮은 이산화탄소를 함유한 혈액을, 션트된 높은 이산화탄소를 함유한 혈액이 보충해 줌으로써 $PaCO_2$가 유지되는 것이다.

하지만, 같은 방법이 산소투여시에도 적용되는 것은 아니다. 정상 폐포를 지나는 혈액의 헤모글로빈은 이미 산소와 최대한으로 포화되었기 때문에 더 이상의 산소를 받아들일 수 없다 (page 11의 곡선 중 평평한 부분). 그렇기 때문에, 션트되지 않은 혈액은, 낮은 산소량을 함유한 션트된 혈액을 보충해 줄 수 없고, 결국 PaO_2는 감소하게 되는 것이다.

Key Point

환기/관류의 불균형은 제대로 산소화되지 못한 혈액을 동맥 순환으로 다시 재투여시키고, 이렇게 하여 PaO_2와 SaO_2가 감소하게 된다.

전반적인 폐포환기가 제대로 유지되었다고 가정했을 때, V/Q의 불균형이 $PaCO_2$의 증가로 이루어질 수 없다.

[1] 이 용어는 모든 폐포를 우회하는 혈액에도 적용된다 (해부학적 션트).

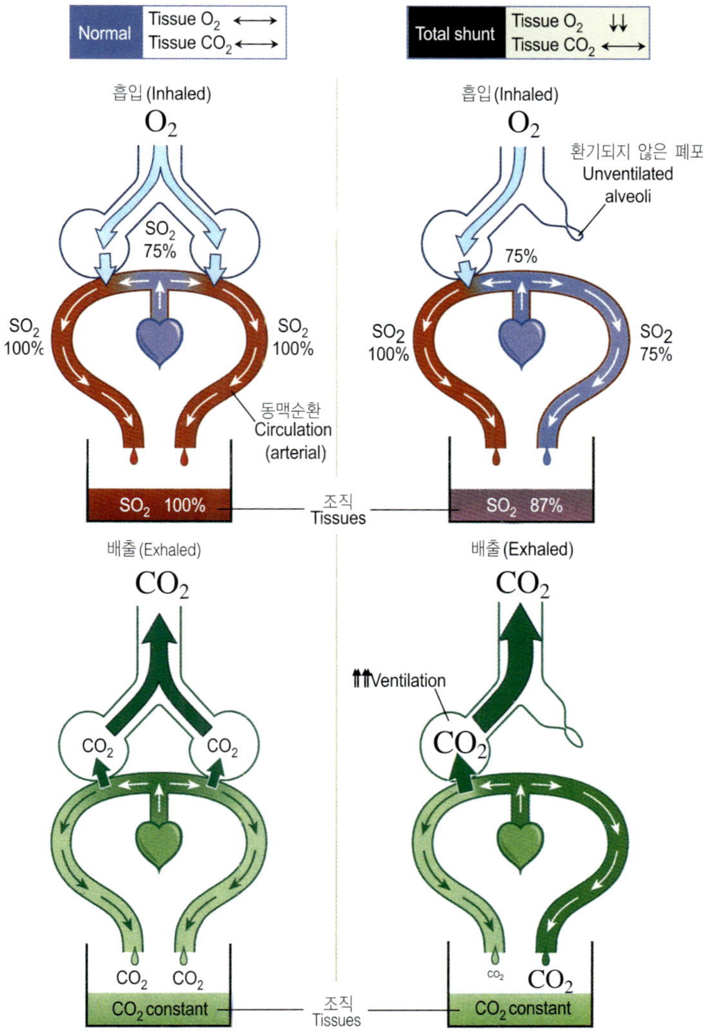

[그림 7] 션트가 산소와 이산화탄소에 미치는 영향

FiO_2와 산소투여

흡입 산소 농도 (FiO_2)는 우리가 호흡하는 공기 중 산소가 차지하는 비율이다. 보통 실내공기 중 FiO_2는 21% 정도이지만, 산소를 보충한다면 증가할 수 있다.

낮은 PaO_2는 V/Q의 불균형나 불충분한 환기 시에 발생 될 수 있는데, 이 두 가지 상황 모두, FiO_2를 증가 시키는 것으로 PaO_2가 개선될 수 있다. 정확한 FiO_2의 요구량은 산소 공급이 얼마나 부족한지에 따라 다르고, 투여되는 양에 따라 공급 장치 또한 달라진다 [그림 8]. 여기서 꼭 기억해야 할 점은 불충분한 환기가 원인인 경우, FiO_2를 올린다고 해서 $PaCo_2$의 증가를 반전시킬 수는 없다는 것이다.

산소보충은 동맥혈 가스 해석을 더 어렵게 만든다. 왜냐하면 PaO_2가 FiO_2에 비해 적절하게 높은지, 이에 산소 공급이 부족한지 아닌지를 판단내리기가 어렵기 때문이다. 이런 경우 가장 좋은 방법은 FiO_2와 PaO_2 (kPa 단위로 했을 때) 의 차이가 10이상이 되어서는 안된다는 점을 기억하면 된다. 그러나, 종종 정확한 FiO_2의 수치에 확신이 없는 경우가 생기는데, 그런 경우 만약 감지하기 힘든 손상이 의심된다면, 실내공기에서 ABG를 다시 한번 검사 해보는 것이 좋다.

산소 공급 장치

Nasal prongs (비관) : FiO_2 ‹ 40%. 편안하고 간편하다. FiO_2 수치가 정확하게 정해져 있지 않음 - 유속 (1 - 6 L/min)과 환기에 따라 달라짐.

표준 안면 마스크 : 유속이 6 - 10 L/min 일때 FiO_2는 30 - 50% 이지만, 대략적인 수치임. 유속이 ‹ 5 L/min ('재호흡') 일 때, 탄산가스축적이 일어날 수 있음. 그렇기 때문에 낮은 FiO_2일 때는 유용하지 않음.

Fixed performance face mask : FiO_2 24 - 60%, 고정으로 예측된 FiO_2를 제공한다. 낮은 농도에서 잘 조정된 정밀한 산소요법을 시행할 때 이상적이다.

Face mask with reservoir: FiO_2 60 - 80%. 꽉 조이는 마스크를 사용시 더 높은 FiO_2를 얻을 수 있음. 호흡장애의 응급처치시에 더 유용함 (단기간 사용).

기관내 삽관 : FiO_2 21 - 100%. 많은 양의 산소를 필요로 하는, 특히 환기부전 환자들 및, 중환자들을 상대로 주로 사용됨. 환자는 마취상태이거나 진정되있고, 기계적으로 강제환기 된다.

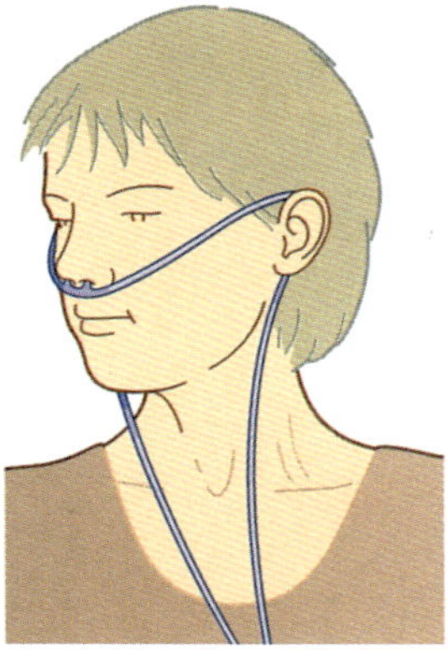

비관 비커뉼라
(Nasal prongs)

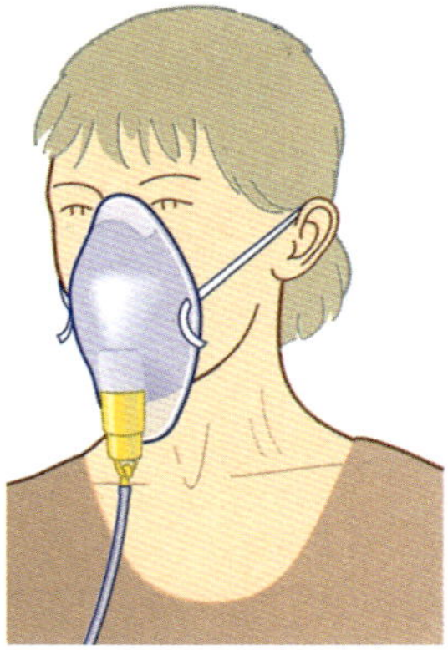

기류 고정마스크
(Fixed performance mask)

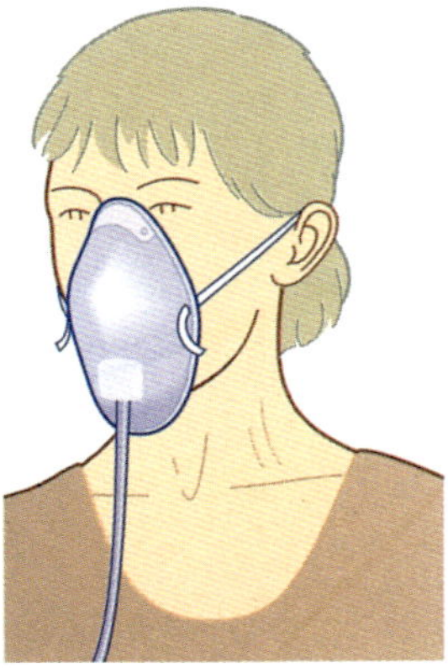

기류가변 마스크
(Variable performance mask)

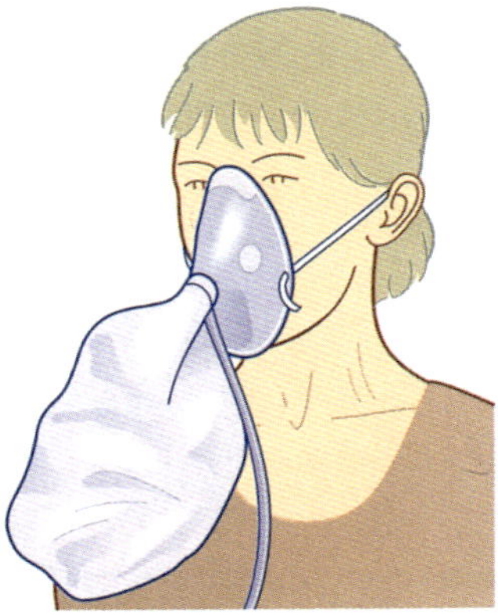

산소저장기 부착마스크
(Mask with reservoir)

[그림 8] 다양한 인공 산소흡기들

3. 가스 교환 장애

저산소증, 저산소혈증, 그리고 산화장애

위의 단어들은 흔히 서로 교체 가능하게 쓰이지만, 단어들이 가지고 있는 뜻은 모두 다르다.

저산소증이란 체내 조직들이 정상적인 산소대사를 하기 위해 필요한 충분한 량의 산소를 공급받지 못하는 상태를 말한다[1] [그림 9]. 이런 현상은 저산소혈증이나 조직의 혈액공급 부족 (허혈증)이 원인이 될 수도 있다. 또한, 체내 세포가 무산소 대사에 의지하게 되면서, 종종 유산증을 유발하기도 한다.

저산소혈증이란 동맥혈내 산소량이 감소한 상태를 말한다. 이러한 현상은 산화장애 (see below)나, 낮은 헤모글로빈 수치 (빈혈), 혹은 산소의 헤모글로빈 친화력 감소에 의해 일어날 수 있다 (예; 일산화탄소).

산화장애란 폐에서 혈류로 이동하는 O_2의 감소가 원인이 된 저산소혈증을 이야기 한다. 이런 현상은 낮은 PaO_2로 구분할 수 있다 (< 10.7 kPa; < 80 mmHg).

여기서 중요한 점은, 산화장애 (저산소혈증에서 일어나는)와 산화 불충분 (which results in hypoxia) (저산소증에서 일어나는)은 분명히 다르다는 점이다. PaO_2가 8.5 kPa인 환자가 있다고 가정해보자. 그 환자는 산화 장애를 가지고 있기 때문에, 심각한 폐 질환을 가지고 있을 것이라 추정된다. 그럼에도 불구하고, 그의 헤모글로빈과 심장 박출량이 정상이라는 가정하에, 그의 PaO_2는 평균 SaO_2 > 90% 인 상태를 나타낼 것이고, 조직도 정상적으로 산소를 공급받을 것이다.

---

[1] 다른 단어와의 혼란을 방지하기 위해 '조직 저산소증' 이라는 단어를 쓰기를 권한다.

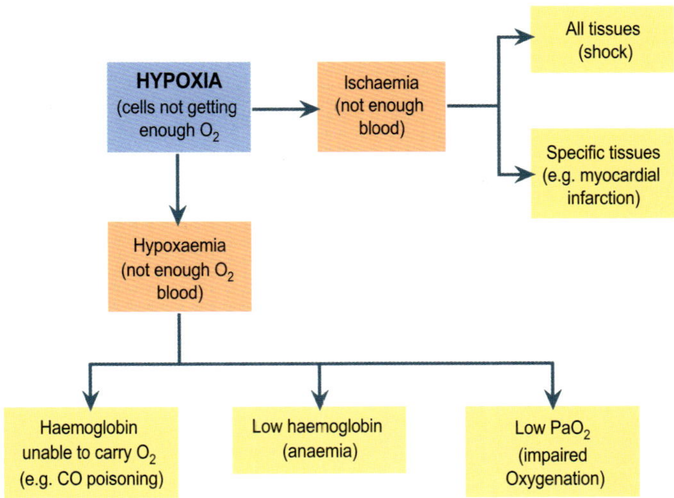

[그림 9] 저산소증의 원인들

제 1형 호흡 장애

제 1형 호흡장애[1]란 정상 혹은 낮은 $PaCO_2$일 때, 낮은 PaO_2인 상태를 이야기 한다. 이런 상태는 적절한 환기에도 불구하고 산소 공급에 결함이 있음을 암시한다. 주로 V/Q 불균형이 원인이지만, 다양한 원인들이 있을 수 있다 (Box 3 – 1). 보상성 과호흡 때문에 $PaCo_2$는 종종 낮은 편에 속한다.

만약 산소 보충을 시행하고 있는 환자에게서 ABG를 시행하였다면, PaO_2가 정상 범위보다 급격히 떨어지지는 않겠지만, FiO_2에서는 부적합하게 낮을 수 있다.

제 1형 호흡장애의 심각성은 결국 저산소혈증의 정도에 따라 결정되고, 또한 이것은 근본적으로는 저산소증이 존재하고 있음을 나타낸다 (표 3 – 1). 여기서 꼭 기억해야 할 점은 산소 해리 곡선이다. PaO_2가 8 kPa까지 떨어진다고 해도 SaO_2에는 큰 영향을 주지 못하고 잘 견뎌낸다. 그러나 이 한계점을 지나면서 곡선의 '가파른 부분' 을 만나게 되는데, 이 부분에서는 PaO_2의 작은 감소에도 SaO_2는 크게 반응하며 감소할 수 있고, 이것은 곧 동맥혈내 산소량을 심각하게 저하시킬 수 있다.

제 1형 호흡장애 초기처치의 목표는 산소 보충을 시행함으로 적절한 PaO_2와 SaO_2 수치를 얻게 되고, 그러면서 근본원인도 함께 교정하는 것이다. 많은 예에서 환자의 상태 변화를 모니터링 하기 위해 혈액가스 분석을 여러 번 반복하는 대신, 맥박 산소 측정법을 대신으로 선택 할 수 있다.

---

[1] 우리는 여기서 '부전' 보다는 '장애' 가 더 적절한 표현이라고 생각한다. 왜냐하면 호흡 '부전' 은 PaO_2 < 8 kPa (< 60 mmHg)인 상태를 이야기 하기 때문이다.

Box 3-1. 제 1형 호흡 장애*의 가장 흔한 원인들

폐렴	급성천식
폐색전증	급성 호흡곤란 증후군
기흉	섬유성 폐포염
폐부종	만성 폐쇄성 폐질환

* V/Q의 불균형이 주된 원인이기도 하지만, 어떤 질환에서는 (예; 폐포염) 폐포 모세혈관막에서 가스확산이 손상되기도 한다.

표 3-1. 제 1형 호흡장애의 중증도 판정

	경증	중동증	중증
PaO_2 (kPa)	8 – 10.6	5.3 – 7.9	< 5.3
PaO_2 (mmHg)	60 – 79	75 – 59	< 40
SaO_2 (%)	90 – 94	75 – 89	< 75

중증 장애를 암시하는 다양한 증상들

- 적절한 PaO_2를 유지하기 위해 높은 FiO_2를 필요로 할 경우
- 유산증 (조직 저산소증을 나타낸다.)
- 장기 부전 (졸음, 착란, 신부전, 혈역학적 허탈, 혼수)

제 2형 호흡 장애

제 2형 호흡장애는 높은 $PaCO_2$ (고탄산혈증)로 설명되는데 이것은 불충분한 폐포 환기가 원인이 된다. 산소 공급 역시 환기에 의존하기 때문에, 보통 PaO_2는 낮지만, 만약 환자가 산소 보충을 받고 있다면 정상이 될 수도 있다. 중요한 점은 제 1형 호흡장애를 일으킨 원인들은 탈진이 발생했을 시 제 2형 호흡장애로 발전 시킬 가능성이 있다는 점이다.

$PaCO_2$의 급격한 증가는 산이 위험한 수준까지 혈액내에서 축적시키기 때문에 (section I – 4 참고), 꼭 교정되어야 한다. 만성 고탄산혈증은 산–염기 평형을 유지하는 중탄산염 (HCO_3^-)의 증가를 동반한다. 하지만 만성적인 제 2형 호흡장애를 가지고 있는 환자 중 환기의 급격한 감소를 겪고 있는 환자가 있다면, $PaCO_2$에도 급격한 상승이 (급성 악화) 있을 것이고, 이것은 곧 산의 축적과 낮은 혈액 pH로 연결 될 것이다 (표 3 – 2).

산소보충은 저산소혈증을 개선하지만, 고탄산혈증은 개선하지 못한다. 그렇기 때문에, 제 2형 호흡 장애의 치료는 환기를 개선할 조치 또한 포함하고 있어야 한다(예; 역진정[reversal of sedation], 기도폐쇄의 완화, 보조환기). 지나친 산소 투여는 만성적인 제 2형 장애를 가지고 있는 환자들에게는 저산소성 환기구동을 폐지시키고, 환기를 저하시킬 수 있다.

맥박산소측정법은 PaO_2에 대한 어떤 정보도 제공하지 않기 때문에, 제 2형 호흡장애의 ABG 모니터링의 적합한 대안이 될 수 없다.

표 3-2. 제 2형 장애의 다양한 패턴에 따른 ABG의 반응

	$PaCO_2$	HCO_2	pH
급성	↑	→	↓
만성	↑	↑	→
급성 악화	↑	→	↓

Box 3-2. 제 2형 호흡장애의 흔한 원인들

만성 폐쇄 폐질환*	아편제/벤조디아제핀의 독성
탈진	이물질 흡입
동요흉 손상	신경근 장애
척추측후만증	폐쇄성 수면 무호흡증

*제 1형혹은 제 2형 호흡장애로 이어 질 수 있음.

Box 3-3. 고탄산혈증의 임상적 징후

착란	졸음
수지진전	도약맥박
수족온증	두통

과다환기

과다환기는 낮은 $PaCO_2$ (저탄산혈증)로 이어지고, 그에 상응하여 혈액의 pH도 함께 상승한다 (section I - 4 참고). 만성일 경우에는, HCO_3의 상승도 동반하게 되는데, 이것이 혈액의 pH를 바로잡는다. 호흡의 깊이와 속도의 상승은 보통 뚜렷하게 나타난다. $PaCO_2$의 큰 감소는 입술과 손발 주변에 따끔거림, 어지럼증, 또는 실신으로도 이어질 수 있다.

심리적 과환기는 종종 환자들의 극심한 호흡곤란 호소나, 혹은 충분한 공기를 흡입하지 못하는 등의 극적인 방식으로 나타나게 된다. 이런 증상들을 호흡기 질환과 구분하기는 쉽지 않을 것이다. ABG도 낮은 $PaCO_2$와 정상적인 PaO_2를 보일 것이다.

과다환기는 section I - 4에서 설명했듯이 대사산증 (2차적 과다 환기)에 대한 보상반응으로 일어나기도 한다. 다른 다양한 원인들은 (표 3 - 3)를 참고하라.

표 3-3. 과다환기를 일으키는 흔한 원인들		
주요 원인	불안 (심리적)	통증 혹은 곤란
	저산소혈증	열
	살리실산염의 독성	중추신경계 장애
	간경화	
2차적 원인	대사 산증	
	(병인이 무엇이던)	

비정상적 가스교환의 요약

가스교환 장애 시 비정상적인 ABG의 4가지 주요패턴은 (표 3 – 4)에 요약되어 있다.

표 3 – 4. 제 1형 호흡장애의 중증도 판정

	PaO_2	$PaCO_2$	HCO_3
호흡 장애			
제 1형	↓	↓/→	→
급성 제 2형	↓/→	↑	→
만성 제 2형*	↓/→	↑	↑
과다환기	→	↓	↓/→

*만성은 ↑H^+의 존재로 급성악화와 구분됨.

A - a 변화도 (A - a gradient)에 대한 짧은 노트

A - a 변화도란 폐포의 Po_2 (전체 폐포의 평균)와 동맥혈내 Po_2의 차이를 말한다. 이 변화도로 PaO_2가 폐포 환기량에 적절한지를 알 수 있고, 또 이것은 V/Q 불균형의 정도를 측정할 수 있게 해준다.

실제로 이 변화도는 PaO_2가 정상범위 내에 있을 때(예; 폐색전증) V/Q 불균형의 미묘한 증가를 감지하거나, 제 2형 호흡장애를 가진 환자에게 V/Q 불균형이 존재하는지 확인할 때 주로 사용된다 (이 변화도는 타입 1과 제 2형 호흡장애의 혼합이 있을 때와 순수 제 2형 호흡장애만을 가지고 있을 때를 구분한다).

A - a 변화도의 계산법은 이 책의 2부 시나리오 상황들을 해결하는데는 필요치 않지만, 만약 알고 싶다면 부록 1에서 그 방법을 찾을 수 있다.

4. 산-염기 균형 : 기본설명

산도와 알칼리도 라는 단어는 간단하게 말하자면 용액내 자유로운 수소이온 (H^+) 농도를 이야기 한다. 수소이온 농도는 나노몰/리터 (nmol/L)나 pH로 표현할 수 있다.

높은 수소이온 농도(낮은 pH)를 가지고 있는 용액은 산성이고, 낮은 수소이온 농도(높은 pH)를 가지고 있는 용액은 알칼리성 이다. 물질이 알칼리에서 산으로 바뀌는 지점을 중화점이라고 부른다 (pH = 7, H^+= 100 nmol/L).

산은 용해되었을 때, H^+를 방출하는 물질이다. 그렇기 때문에, 산은 용액의 수소이온 농도를 높여준다 (반면, pH는 감소한다). 염기는 용해되었을 때 H^+를 받아들이는 물질이다. 그렇기 때문에, 염기는 용액의 수소이온 농도를 낮춰준다 (반면, pH는 증가한다). 완충액은 주변 수소이온 농도에 따라 수소이온을 받아들이기도 하고 방출하기도 하는 물질이다. 그렇기 때문에 완충액은 수소이온 농도의 변화에 저항하는 역할을 한다.

인간의 혈액은 정상적으로는 pH 7.35 – 7.45(H^+= 35 – 45 nmol/L)로 약한 알칼리성을 띠고 있다. 만약 혈액의 pH가 정상범위보다 낮아진다면(< 7.35), 그런 경우를 산혈증이라고 부르고, 만약 혈액의 pH가 정상범위보다 높다면 (> 7.45), 그런 경우를 알칼리혈증이라고 부른다.

산증은 혈액의 pH을 낮추는 상황인 반면에 알칼리증은 혈액의 pH를 증가시키는 상황이다.

pH란 무엇인가?

pH (power of hydrogen의 약자)스케일은 수소이온농도의 큰 변화를 간단하게 표현하는 방법이다. pH는 역로그값을 사용한다 [그림 10]. 여기서 '역' 이라는 표현은 수소이온농도가 증가할수록 pH는 감소 한다는 것을 의미한다 (그렇기 때문에 pH 7.1은 7.2보다 더 산성인 것이다). 또 '로그' 는 pH에서 숫자 하나의 변화가 수소이온농도에서는 10배의 변화를 의미한다 (그렇기 때문에 '7' 은 '8' 보다 10배 더 산성인 것이다).

산-염기 평형은 왜 중요한가?

세포반응이 효율적으로 일어나기 위해서는 수소이온농도가 철저하게 관리 되어야만 한다. pH 균형 유지에 실패한다면 비효율적인 세포반응으로 이어지고, 결국엔 사망까지 초래할 수 있다 [그림 10].

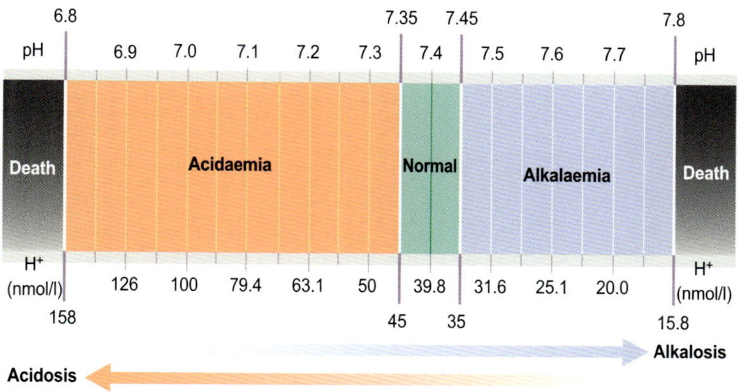

[그림 10] pH/H^+스케일

산-염기 균형 유지

우리의 몸 속 수소이온을 만들어내는 것은 무엇인가?

에너지를 만들기 위해 당분과 지방을 분해하는 과정에서 CO_2가 만들어지고, 그렇게 만들어진 CO_2가 혈액에 용해되었을 때 탄산을 만들어 낸다 (29page의 Box안의 내용을 참고).

단백질 대사는 염산, 황산, 그리고 '대사성산' 이라고 불리는 다양한 산들을 만들어 낸다.
그렇기 때문에, 수소이온은 혈액의 정상 pH를 유지하기 위해서는 꼭 제거되어야만 한다.

그렇다면, 우리 몸에서 수소 이온을 제거하는 것은 무엇인가?

호흡의 메커니즘

우리의 폐는 이산화탄소를 제거하는 역할을 한다. PaO_2 (혈액내 이산화탄소의 분압)는 폐포 환기에 의해 결정된다. 만약 CO_2의 생산이 달라진다면, 우리의 몸은 PaO_2를 정상 범위내에 유지 시키기 위해 필요한 호흡을 조정해서 더 많거나 혹은 더 적은 양의 CO_2를 배출해 낸다. 우리의 몸에 의해 대규모로 생산된 산은 CO_2의 형태로 되어 있다. 그래서, 우리의 폐는 이런 막대한 양의 산을 대부분 배출해 내는 역할을 한다.

신장의 (대사) 메커니즘

우리의 신장은 메타 대사성산을 배출하는 일을 한다. 신장은 소변으로 수소이온을 분비하고, HCO_3를 재흡수 한다. HCO_3는 염기 이기 때문에 (수소이온을 받아들이는 역할을 함), 혈액내 수소이온의 농도를 낮춰주는 일을 한다. 신장은 대사성산 생산 변화에 반응하여 소변의 H^+와 HCO_3분비량을 조절한다.

산-염기 균형 유지

신장계와 호흡기계는 혈액의 pH를 정상범위 내에 유지 시키기 위해 함께 운영된다. 만약 이 둘 중 어느 한가지가 지치게 된다면, 혈액내 pH의 변화로 이어질 테고, 그것을 막기위해 자동으로 또 다른 하나가 조정하는 역할을 하게 된다 (예를 들어, 만약 신장이 대사성산 분비에 실패하게 된다면, 환기를 증가해서 CO_2를 더 배출해 낼 것이다). 이런 현상을 '보상' 이라고 한다.

중요한 점은, 호흡의 보상변화는 몇분에서 몇시간 안에 일어나는데 반해 대사 반응은 일어나기 까지 몇일이 걸린다는 점이다.

꼭 알아야 할 등식 한가지 !

이 등식은 산 - 염기 균형을 이해하기 위해서 굉장히 중요하다.

$$H_2O + CO_2 \leftrightarrow H_2CO_3 \leftrightarrow H^+ + HCO_3^-$$

첫번째는, CO_2가 혈액에 용해 되었을 때 산이 된다는 것을 보여준다. 더 많은 CO_2가 혈액에 용해 되었을 때, 더 많은 H_2CO_3 (탄산)이 생산되고, 또 자유로운 수소이온을 배출해 내기 위해 탄산은 다시 분리된다.

두번째는, 혈액의 pH는 CO_2나 HCO_3의 정확한 함유량에 의존하는 것이 아니라, CO_2:HCO_3의 비율에 의존한다. 그렇기 때문에, CO_2의 변화 시 비율을 유지 하기 위해 HCO_3도 함께 변화한다면 pH의 변화로 이어질 수 없다. CO_2는 호흡에 의해, 또 HCO_3는 신장 분비에 의해 조절 되기 때문에, 이 등식으로 '보상' 이 어떻게 혈액내 pH의 변화를 막는지 알 수 있다.

산 – 염기 균형의 장애

산증은 혈액의 pH를 낮추는 상황을 이야기 한다. 만약 pH의 감소가 $PaCO_2$의 상승 때문이라면, 호흡성 산증 이라고 부르고, 만약 어떤 이유에서건 HCO_3가 감소되었다면, 대사성 산증 이라고 부른다.

알칼리증은 혈액의 pH를 증가시키는 상황이다. 만약 pH의 증가가 $PaCO_2$의 감소 때문이라면, 호흡성 알칼리증 이라고 부르고, 만약 어떤 이유에서건 HCO_3가 상승 되었다면, 대사성 알칼리증 이라고 부른다.

$PaCO_2$ 상승 = 호흡성 산증
$PaCO_2$ 감소 = 호흡성 알칼리증
HCO_3 상승 = 대사성 알칼리증
HCO_3 감소 = 대사성 산증

그래서, 산 – 염기 균형 장애는 한 개의 저울로 생각해도 될 것이다.

정상적인 산 – 염기 균형

산 – 염기 균형이 알칼리혈증이나 산혈증의 압박없이 완벽히 정상일 때는 마치 아무것도 올려 놓지 않은 상태의 저울과도 같다 [그림 11].

보상이 이루어져 있지 않은 산 – 염기 장애

산증이나 알칼리증이 발생할 때 이 저울은 균형을 잃게 되고, 이것은 곧 산혈증이나 알칼리혈증으로 이어지게 된다. [그림 12]를 보면 반대되는 대사과정 원발 호흡성 산증이 일어나고 있는 것을 알 수 있다.

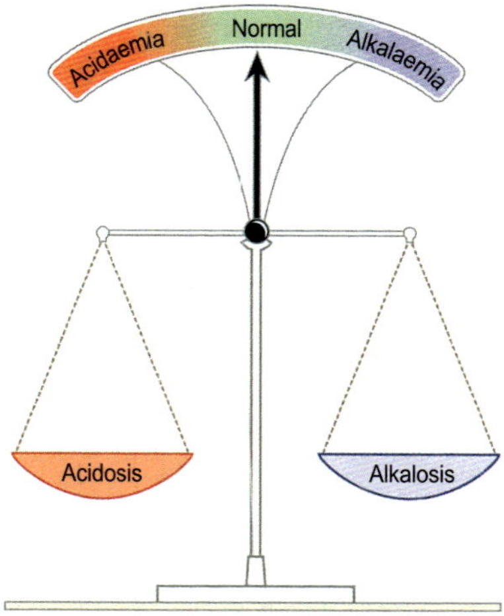

[그림 11] 정상적인 산-염기 균형

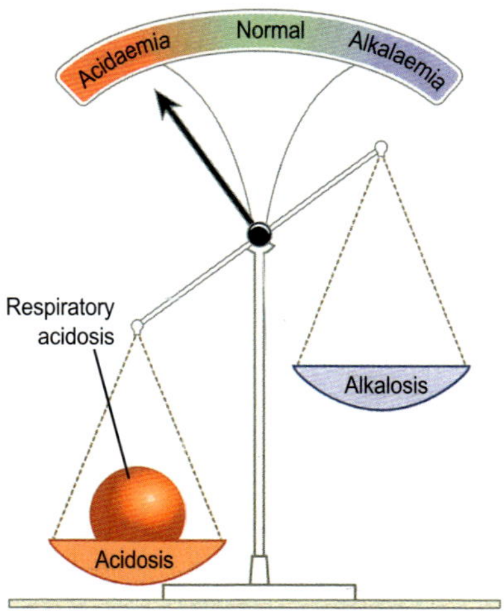

[그림 12] 보상이 이루어지지 않은 호흡성 산증

보상이 이루어진 상태의 산-염기 장애

앞에서 설명했듯이, 호흡성 혹은 대사성 장애는 원발성 장애를 막기 위해 다른 기관들에 의해 보상된다.

[그림 13과 14]는 폐가 원발 대사성 산증에 반응하여 더 많은 이산화탄소를 제거하기 위해 폐포 환기를 증가하는 두가지의 상황을 보여주고 있다 (보상성 호흡성 알칼리증). [그림 13]에서는 보상 작용에도 불구하고 산혈증이 지속되는 것을 볼 수 있다 (부분 보상). 그림 14에서는 혈액의 pH가 정상 범위로 돌아왔다는 것을 알 수 있다 (완전한 보상).

이런 상황의 ABG를 맞닥뜨렸을 때, 우리는 어떤 것이 원발성 장애이고, 어떤 것이 보상과정인지 어떻게 구분 할 수 있는가?

첫번째로 기억해야 할 법칙은 과다보상은 일어나지 않는다는 것이다. 산-염기 저울의 중간 지점은 pH 7.4 (H^+ 40)이다. 만약 저울이 산혈증으로 기울었다면 (pH < 7.4), 이것은 원발성 산혈증의 과정이라는 것을 암시하고; 만약 저울이 알칼리혈증으로 기울었다면 (pH > 7.4), 이것은 원발성 알칼리 혈증의 과정일 가능성이 높다.

두번째 법칙은 환자가 ABG보다 더 중요하다는 것이다. ABG를 고려할 때는, 언제나 환자의 임상적 정황/배경을 염두에 두어야 한다. 예를 들어, 만약 [그림 14]의 상황에 있는 환자가 당뇨를 가지고 있고 소변에서 높은 레벨의 케톤을 확인했다면, 대사성 산증이 원발성으로 진행되고 있었다는 것이 확실하다.

보상반응 예측에 관한 짧은 노트

보상성 장애에서 두가지 원발적인 상반된 과정을 구분하기란 쉽지 않은 일이다. 위에서 설명한 방법보다 더 정확한 방법은 주어진 일차 원인에서 예측되는 보상반응을 계산 하는 것이다. 그렇지만, 이런 계산법은 보통 불필요하고, 2부의 상황별 시나리오들을 해결하는데 에도 필요하지 않다.

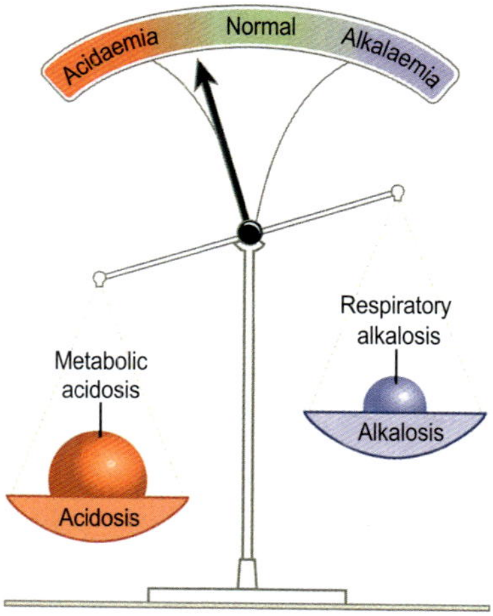

[그림 13] 부분 보상된 대사성 산증

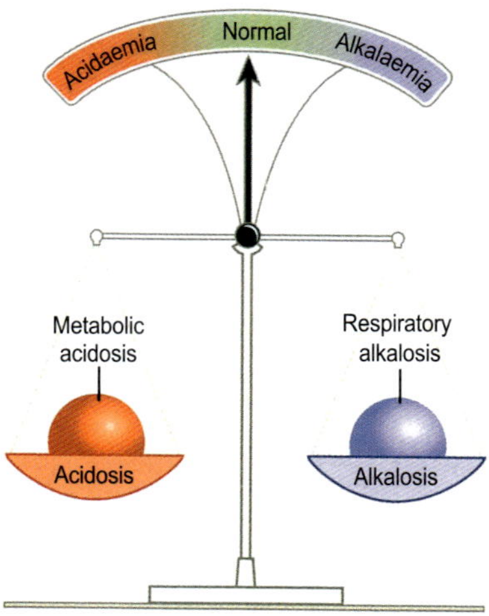

[그림 14] 완전히 보상된 대사성 산증

혼합성 산-염기 장애

원발적 호흡성 장애와 원발적 대사성 장애가 동시에 일어났을 때, 혼합성 산-염기 장애가 일어났다고 말한다.

만약 이 두 과정들이 서로를 반대된다면, 그 패턴은 보상이 이루어진 산-염기 장애와 비슷할 것이고 [그림 14], 이것으로 인한 pH의 혼란은 최소화 될 것이다. 이런 현상의 가장 좋은 예는 살리실산염 중독이다. 살리실산염 중독이란 원발성 과다환기 (호흡성 알칼리증)와 대사성 산증 (살리실산염은 산성이다)이 각각 따로 일어나는 것을 말한다.

반대로 만약 이 두 과정들이 pH를 같은 방향으로 움직이게 한다면 (대사성 산증과 호흡성 산증, 혹은 대사성 알칼리증과 호흡성 알칼리증), 극심한 산혈증 혹은 알칼리혈증을 초래 할 수 있다 [그림 15].

노모그램

ABG를 분석할 수 있는 또 다른 방법은 산-염기 노모그램을 이용하는 것이다 [그림 16]. $PaCO_2$와 H^+/pH값을 ABG 모노그램에 좌표로 나타내면, 대부분의 ABG는 분석이 가능하다. 만약 좌표에 나타난 점들이 지정된 구역 밖에 위치해 있다면, 이것은 혼합성 장애를 암시한다.

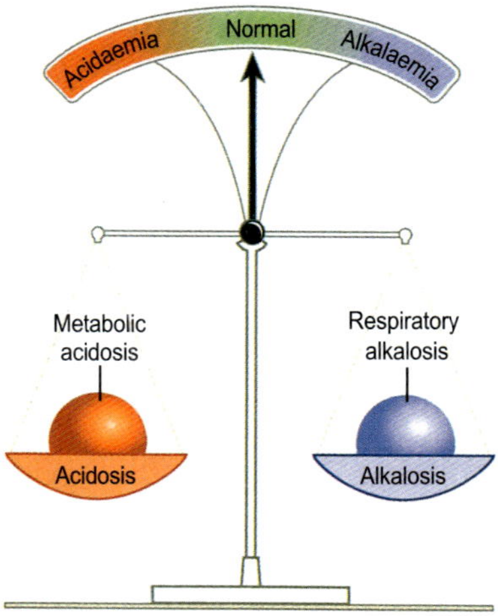

[그림 15] 호흡성과 대사성 산증의 혼합

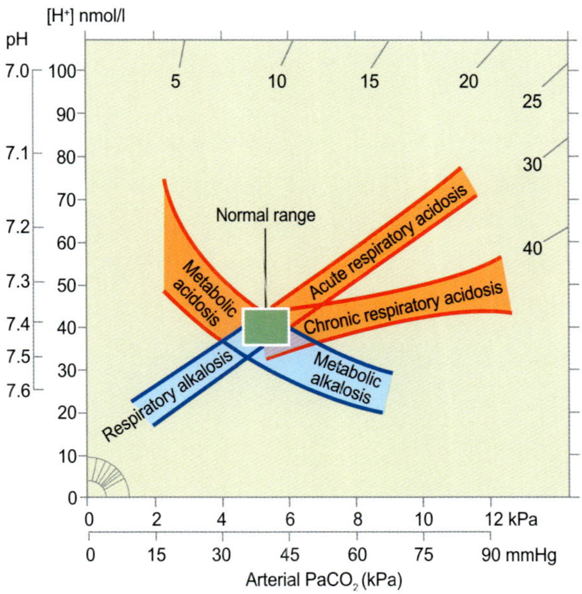

[그림 16] 노모그램

5. 산-염기 균형 장애

대사성 산증

대사성 산증은 PaO_2의 상승을 가져올 뿐 아니라, 혈액 pH를 감소시키는 일을 한다. 이런 현상은 대사성산의 축적으로 인해 일어날 수도 있고 (과다섭취, 생산 증가 혹은 신장 배출 감소), 과도한 염기 손실 (HCO_3)로 인해 일어날 수도 있다. 음이온의 차이를 계산하는 것이 대사성 산증의 원인을 밝혀내는데 도움이 될 수도 있다.

대사성 산증은 ABG의 낮은 HCO_3 (그리고 음성염기과잉 {BE})로 알 수 있다. 보통은 $PaCO_2$를 낮추기 위해 폐포환기의 보상성 증가가 일어난다. 만약 호흡성 대상반응이 압도 당했다면, 결국은 산혈증을 초래한다. 그렇기 때문에, 심각성은 기저 과정과 초래된 산혈증 두 가지 모두를 염두에 두고 판단되어야 한다. $HCO_3 < 15$ mmol/L (혹은 BE < 10)는 중증 산혈증성이 진행되고 있음을 나타내는 반면, pH < 7.25 ($H^+ > 55$)는 심각한 산혈증으로 여겨진다.

대사성 산증의 지배적인 증상은 주로 호흡성 대상에 의한 과다 환기 (쿠스마울 {Kussmaul' s} 호흡)가 있다. 다른 증상들은 거의 불명확하거나, 혹은 근본적인 원인과 관련이 있는 증상들이다. 심각한 산혈증은 (pH < 7.15; $H^+ > 70$) 순환성 쇼크, 장기부전 으로 이어질 수 있고, 끝내는 사망으로도 이어질 수 있다.

대사성 산증의 특정한 원인들은 Ⅱ부의 관련된 케이스에서 더 자세히 설명되어 있다.

음이온 차이

혈액내 전기적 중성을 유지하기 위해서 양전하 이온 (양이온)은 반드시 음전하 이온 (음이온)에 의해 균형이 잡혀야만 한다. 하지만, 주요 양이온 (Na^+ + K^+)과 주요 음이온 (Cl^- + HCO_3^-)을 비교 했을 때, 음이온 혹은 음이온 차이가 부족한 것처럼 보인다.

음이온 차이 = (Na + K) - (Cl + HCO_3^-) **[정상** = 10 - 18 mmol/L]

이 차이는 측정되지 않은 음이온; 즉, 인산염이나 황산염, 음전하 단백질 같은 것들로 이루어져 있다 (이런것들은 측정하기가 어렵다). 그렇기 때문에, 음이온 차이가 증가 (>18 mmol/L) 했다는 것은 측정되지 않은 음이온이 더 많아졌다는 것을 의미한다. (예; 유산염, 살리실산염)

젖산 산증에 대한 짧은 노트

대사성 산증의 흔한 원인인 젖산 산증은 조직들이 관류 부전이나 저산소혈증에 의해 충분한 산소 공급을 받지 못할 때 일어난다. 그리하여, 정상적인 산소대사 (산소에 의존하는)는 무산소대사 (젖산을 생산하는)로 대체된다. 그렇기 때문에, 젖산 산증은 조직 저산소증의 신호이기도 하고, 또 심각한 저산소혈증 혹은 쇼크를 포함한 다양한 상태의 심각성을 알려주는 좋은 지표이기도 하다.

대사성 알칼리증

대사성 알칼리증이란 $PaCO_2$의 감소할뿐 아니라, 혈액 pH의 상승을 가져온다. 또한, 혈장 HCO_3의 상승으로 특징 지을 수 있다. 호흡성 대상 (↑$PaCO_2$)은 알칼리혈증의 초래를 막기 위해 일어나지만, 저산소혈증을 예방하기 위한 노력에 다시 한번 제한 된다.

수소이온의 손실은 진행 과정을 시작할 수도 있지만, 신장이 HCO_3의 배설을 증가함으로 위기에 빠진 알칼리혈증을 바로잡을 막대한 여지를 가지고 있다. 그렇기 때문에 이런 반응을 막을 요인들 또한 필요하다. 가장 유력한 용의자로는 지속된 구토나 이뇨제 복용에 의한 염화물 (Cl^-), 칼륨 (K^+), 그리고 나트륨 (Na^+)이온의 고갈이 있다

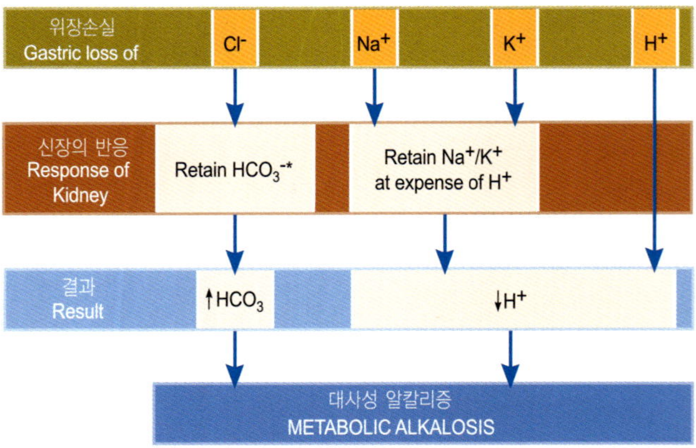

*염화물의 공급이 충분하지 못할 때, 신장은 전기적 중성을 보존하기 위해 HCO_3^-를 유지해야만 한다. (체내 양전화와 음전화의 전체적 균형)

* When Cl^- is in short supply, the kidney must keep HCO_3^- to preserve *efectroneutrality* (the overall balance of positive and negative charges in the body)

[그림 17] 구토가 산염기 평행에 미치는 영향

대사성 산-염기 장애의 짧은 요약

Box 5-1. 대사성 산증 (low HCO_3)
음이온 간격이 증가했을 때
유산 산증 (예; 저산소혈증, 쇼크, 패혈증, 경색증)
케톤 산증 (당뇨, 기아, 알코올과잉)
신부전증
중독증 (아스피린, 메탄올, 에틸렌 글리콜)
음이온 간격이 정상일 때
신세뇨관산증
설사
염화암모늄 섭취
부신기능 부전증

Box 5-2. 대사성 알칼리증 (high HCO_3)
구토
칼륨 감소 (예; 이뇨제)
쿠싱 증후군
콘 증후군 (원발성 고알도스테론혈증)

호흡성 산증

호흡성 산증은 간단하게 말해, $PaCO_2$의 상승을 말한다. 이산화탄소는 탄산을 만들기 위해혈액으로 녹아들고, 이것은 곧 pH를 낮춰주는 역할을 한다 (↑H^+ ions).

보통 우리의 폐는 이산화탄소의 생산이 증가되고 있는 상황일지라도 (예; 패혈증), 정상범위의 $PaCO_2$를 유지하기 위해 환기를 증가시킬 수 있는 능력을 가지고 있다. 그렇기 때문에, 호흡성 산증은 언제나 폐포환기의 감소를 암시한다. 이것은 제 2형 호흡성 장애의 원인 (section I – 3 참고) 중 그 어떤 것에서도 일어 날 수 있고, 혹은 또 대사성 알칼리증에 맞대응하기 위해 일어날 수도 있다.

호흡성 알칼리증

호흡성 산증은 $PaCO_2$의 감소를 뜻하는데, 이것은 폐포의 과다환기에 의해 일어난다. 일차적 원인으로는 통증, 불안 (과다환기 증후군), 발열, 호흡곤란, 그리고 저산소혈증 등이 있다. 호흡성 알칼리증 역시 대사성 산증에 맞대응 하기 위해 일어날 수 있다.

급성 vs. 만성 호흡성 산증

대사성 보상반응이 일어나기 까지는 수일이 걸리기 때문에 급성 호흡성 산증은 거의 대부분 보상이 되지 않으며, 이것은 곧 깊고 위험한 산혈증으로 빠르게 진행 된다. 실제로, 맞대응하는 대사성 알칼리증은 호흡성 산증이 어디에선가는 일어났었다는 것을 뜻한다. 다시 말해, 대사성 보상작용의 존재유무가 만성과 급성 제 2형 환기부전을 구분한다 (section I - 3 참고).

호흡성과 대사성 산증의 혼합

호흡성과 대사성 산증의 혼합은 산 – 염기 이상의 가장 위험한 패턴이다. 이것은 보상작용이 없는 두가지의 산증이 동시에 진행되면서 더 깊은 산혈증으로 이어진다. 임상에서는 주로 이것의 원인이 심각한 환기부전일 경우가 많다. 말하자면, $PaCO_2$의 상승 (호흡성 산증)이 PaO_2의 저하와 동반되고, 이것은 곧 조직저산소증 과 유산성 산증을 초래한다.

6. 동맥혈가스 동맥천자법 (동맥혈 채취법)

동맥혈가스를 분석하기 전, 동맥혈의 표본을 채취하는 건 가장 기본적인 일이다. 다음의 단계들은 일종의 가이드로 쓰일 수 있지만, 가장 좋은 방법은 경험 있는 사람의 감독 하에 진행하는 것이다.

표본추출 진행 전

- ABG가 환자에게 꼭 필요한지 또, 다른 금기사유는 없는지 확인한다 (Box 6 – 1).
- 환자에게 진행된 산소요법이나 호흡기 보조에 대해 언제나 자세하게 기록한다 (예; 호흡기 세팅법, 등).
- 결과가 응급으로 필요한 것이 아니라면, 표본을 추출하기 전, 적어도 20분 정도 산소요법의 변화에 적응할 시간을 준다 (정상 상태를 얻기 위함).
- 환자에게 ABG가 왜 필요한지, 어떻게 진행되는지, 또 일어날 수 있는 합병증에 대해 설명해 주고 (출혈, 타박상, 동맥 혈전증, 감염과 통증); 동의를 얻는다.
- 필요한 장비를 준비하고 (뚜껑이 있는 헤파린 주사기, 20 – 22G 바늘, 주사바늘 처리를 위한 특수용기, 거즈), 상시주의 (universal precaution) 한다.
- 노동맥, 상완동맥, 또는 대퇴동맥을 촉진하여 표본을 추출하기에 적당한 곳을 찾는다 [그림 18]. 일반적인 표본추출법은 환자의 약한 팔의 노동맥 에서부터 시작해야 한다.

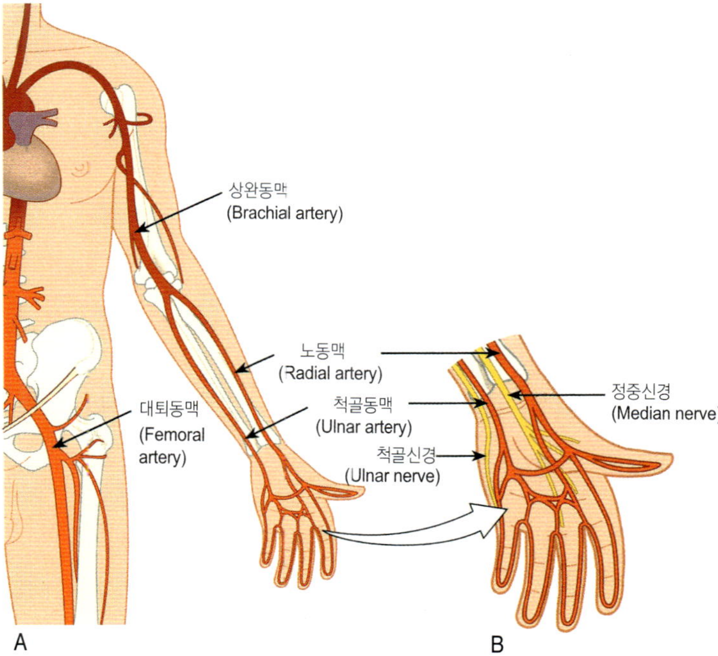

[그림 18] 동맥 천자 부위들

Box 6-1. ABG 분석검사의 금기 사유들*
천자 부위의 불충분한 곁순환
병터나 외과적 션트에서 채취는 하지 말 것
천자 부위 주변의 말초혈관병 흔적
응고병이나 중 – 고용량의 항응고 요법

* 위의 사유들은 절대적일 수 없고, ABG 분석검사의 임상적 중요성에 따라 달라질 수 있음.

요골동맥 천자법

- 척골동맥[1]의 적절한 곁순환을 확인하기 위해 수정된 Allen test를 진행한다[1] [그림 20].
- 환자의 손을 [그림 19]와 같이 위치한 후, 손목을 20 – 30° 정도로 뻗는다. 더 많이 뻗는다면 동맥의 혈류를 방해 할 수 있으니 주의할 것.
- 맥박을 촉진하여 노동맥을 확인 한다. 맥박이 강하게 느껴지는 곳을 찾을 것.
- 정확한 위치를 찾았다면, 그 부위를 알코올로 소독한다.
- 주사기에서 헤파린을 방출 해낸다.
- 자신의 손을 환자의 손 위에 올려 고정한 후 (그림처럼), 바늘을 45° 의 비스듬한 각도로 주입한다.
- 동맥연축의 위험을 줄이기 위해, 주사 바늘을 천천히 주입한다.
- 바늘이 동맥에 주입되었을 때 소량의 맥동혈이 바늘의 배럴 부분에 나타날 것이다. 그런 뒤, 대부분의 ABG 주사기는 동맥의 혈압으로 채워질 것이다 (다음 페이지의 Box를 참고).
- 바늘을 빼기 전, 적어도 3mL 이상의 혈액을 채취한다.

---

[1] 그러나, 동맥 천자를 진행 하기 전에 수정된 Allen test를 시도하는 것의 가치는 그다지 높지 않다. 한 가지 이유로, 이 테스트를 통해 불충분한 곁순환을 찾아내는 것이 정확성과 민감도가 낮기 때문이다.

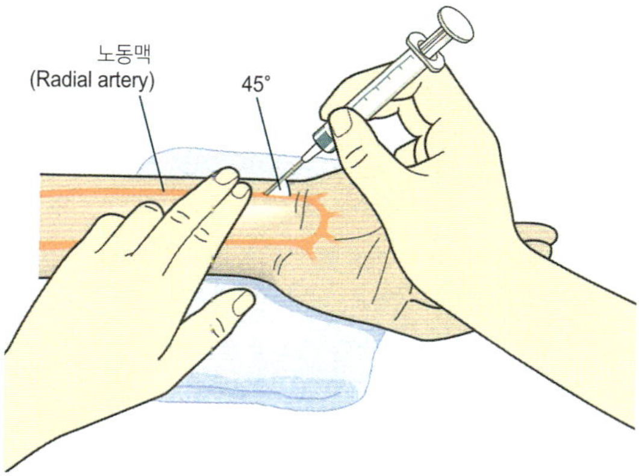

[그림 19] ABG 표본천자법을 위한 손목의 위치

Tip: 국소 마취제

동맥혈의 체취는 (특히 노동맥은) 큰 통증을 유발할 수 있다; 이런 통증은 혈액 체취 전, 주사를 주입할 곳과 같은 위치에 1mL 의 1% 리도카인을 주입하는 것으로 낮출 수 있다.

정맥 혹은 동맥혈?

수동흡인을 요하는 진하고, 무박동인 혈액은 종종 정맥혈의 샘플일 경우가 많다 (심각한 쇼크상태 이거나, 심장이 정지했을 경우를 제외하고). 또 다른 단서로, ABG 분석검사의 SaO_2가 맥박산소 측정법의 SaO_2보다 현저하게 낮을 때 이것을 알 수 있다.

동맥 천자 진행 후

- 충분한 혈액을 채취했다면, 바늘을 제거한 후 주사한 부위에 출혈이 멈출 때까지 5분 정도 세게 압력을 준다.
- 사용한 바늘과 자재들을 올바르게 정리하고, 처리한다.
- 보다 정확한 결과를 위해, 채취한 혈액샘플에 공기방울이 유입되지는 않았는지 확인한다. 아주 극소량보다 많은 공기방울이 보인다면 샘플을 버리고 다시 진행한다.
- 동맥 천자후의 분석은 체취 즉시 이루어져야 한다. 만약 10분 이상을 지체해야 한다면, 주사기를 얼음속에 보관한다.
- 만약 샘플 체취가 잘 못 되었다면 반대쪽 손목을 이용해 다시 한번 진행하는 것을 추천한다. 첫 번째 추출을 시도했던 손목은 아주 작은 자극에도 동맥연축을 유발할 수 있을 만큼 예민한 상태이기 때문에, 더 이상의 천자 시도는 무리일 수 있다.

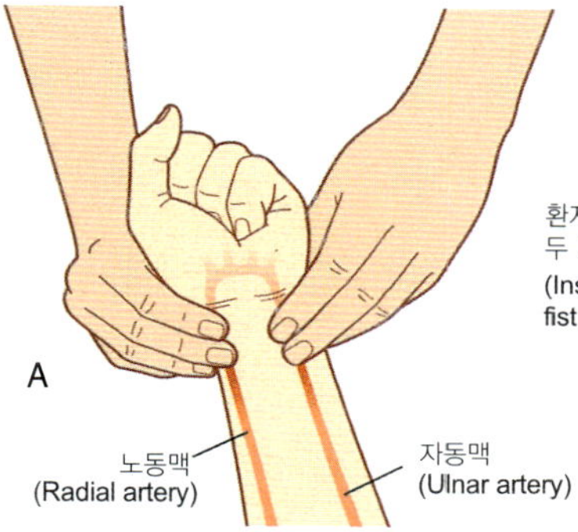

환자에게 주먹을 꽉 쥐도록 한 후,
두 개의 동맥을 압력을 주어 막는다
(Instruct the patient to clench his/her fist then occlude both arteries)

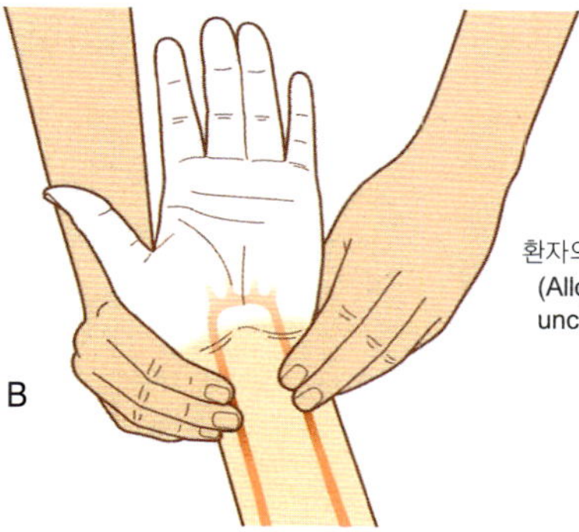

환자의 주먹을 다시 편다.
(Allow the patient to unclench his/her fist)

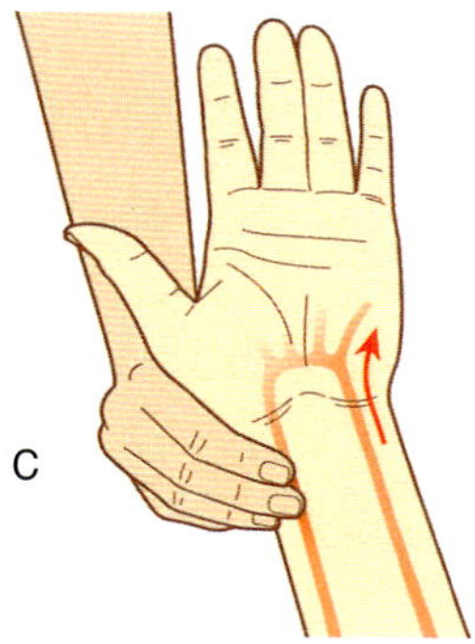

막았던 두 동맥 중, 자동맥을 놓아준다.
만약 손의 색깔이 10초 안에 다시 되돌아온다면,
충분한 순환이 이루어지고 있다는 것을 알 수 있다.
(Release the ulnar artery.
If the colour returns to the hand within 10s this indicates adequate circulation)

[그림 20] 수정된 Allen test

7. 언제, 그리고 왜 동맥혈 가스 분석검사 (ABG) 가 필요한가?

1) 진단을 내리기 위해

ABG는 호흡부전과 원발성 과다호흡을 진단하는데 필수적이다. 또한, ABG는 대사성 산증과 알칼리증의 존재유무를 확인시켜 주기도 한다.

2) 병의 심각성을 판단하기 위해

전체적인 임상적 평가에 더하여, 아래의 4가지 ABG값은 긴급한 치료를 요하는 환자를 확인하는데 도움이 될 수 있다.

$PaO_2 < 8$ kPa
PaO_2가 8 kPa 아래로 떨어질 경우 SaO_2의 생산이 급격히 떨어지고 (산소해리곡선의 '가파른' 부분), 이런 이유로 혈액 내 산소량 또한 감소한다.
증가추세의 $PaCO_2$
신장의 보상반응은 몇 일에서 몇 주까지도 걸릴 수 있기 때문에, $PaCO_2$의 급격한 상승은 반대로 pH를 떨어지게 한다. 호흡곤란이 있는 경우, $PaCO_2$의 상승은 종종 탈진을 의미하는 불길한 징조이다. 이런 환자들은 보조환기나 환기부전으로 이어질 수 있기에, 이것을 반전시킬 만한 긴급한 조치가 필요하다.
BE < -10/$HCO_3 < 15$
이 값은 몇 개의 심각성의 정도를 판단하는 시스템에 포함되어 있고, 이것이 유산증 때문일 경우에는, 세포의 심각한 저산소증이 존재함을 의미한다.
$H^+ > 55$/pH < 7.25
정상범위를 벗어난 수준의 pH의 심각한 감소는 보상기전이 제대로 일어나지 않고 있음을 의미하며, 이것은 곧 응급한 치료를 요한다.

3) 진료에 대해 설명하고 관찰하기

규칙적인 ABG 모니터링은 기능상의 저하나 위험 등을 빨리 감지할 수 있도록 도와주고, 치료적인 개입이 얼마나 환자에게 효과적 일지를 판단할 수 있도록 해준다. 산소요법을 적정하는 것은 제 2형 만성 호흡부전을 앓고 있는 환자와 호흡기의 세팅을 적합하게 하는데 매우 중요하다.

Box 7-1. ABG가 유용하게 쓰이는 임상적 상황들

진단을 내리고 병의 심각 정도를 평가하기

고탄산혈증이 의심될 때 (↑ $PaCO_2$)

졸음, 수지 진전 (flapping tremor), 뛰는듯한 맥박(bounding pulses)

제 2형 호흡장애 혹은 질병에 취약한 건강상태 (예 : 만성 폐쇄성 폐 질환)를 가지고 있는 환자의 임상적 기능 저하

심각한 저산소혈증이 의심될 때

아주 낮거나 혹은 측정불가의 산소 포화도; 청색증

중증의, 지속적인 혹은 악화되는 호흡기 질병

연기 흡입 (일산화탄소헤모글로빈 수치)

과다환기 (↓ $PaCO_2$와 대사성 산증이 있는지 확인할 것)

급성 의식 저하

모든 중증의 환자들*

불규칙한 맥박산소측정 혹은 의심스러운 결과

질병의 심한 정도를 평가하는 절차 중 하나 (예; 췌장염의 글라스고우 (Glasgow) 척도)

치료 후 결과 지켜보기

기계적인 호흡에 의지하는 환자들

비외과적인 보조호흡을 받는 환자들

호흡기 부전을 가지고 있는 환자들

산소요법을 받고 있는 만성 고탄산혈증의 환자들

수술을 받고 있는 중환자들

장기간의 산소 요법을 필요로 할 가능성이 큰 환자들

* 중증의 환자들이란, 쇼크, 패혈증, 화상, 중증의 외상환자, 급성복증, 중독, 심장/콩팥/간 기능부전, 당뇨 케톤산증을 포함한 다양한 중증의 환자들

8. 일반적인 ABG 결과

아래의 파라미터들은 일반적인 ABG 결과에서 찾아볼 수 있는 것들이고, 참고를 위해 제공되었다 (괄호안 = 정상 범위).

H^+ (35−45 nmol/L) < 35 = 알칼리혈증, > 45 = 산혈증

자유로운 수소이온의 농도: 이것이 용액의 산성 혹은 알칼리성을 판단하는 기준이 된다.

pH (7.35−7.45) < 7.35 = 산혈증, > 7.45 = 알칼리혈증

수소이온 농도의 역로그값: 이것은 수소이온 농도의 가장 일반적인 표현법이다. 로그 스케일의 본질 때문에 pH의 작은 변화에도 수소이온 농도는 큰 변화로 반응한다.

Po_2 (실내에서의 동맥혈 : 〉 10.6 kPa 혹은 > 80 mmHg)

산소의 분압: 산소 분자의 이동을 추진시키는 힘이다. PO_2가 산소 량의 척도가 될 수는 없지만, Hb가 산소와 얼만큼 포화되었는지를 알려주는 기준이 될 수는 있다. PaO_2는 구체적으로 동맥혈 내 산소의 분압을 이야기 한다.

Pco_2 (동맥혈 : 4.7−6.0 kPa 혹은 35−45 mmHg)

이산화탄소의 분압: 이산화탄소 분자의 이동을 추진시키는 힘이고, Po_2와 달리 혈액 내 이산화탄소의 량과 정비례하다. $PaCO_2$는 구체적으로 동맥혈 내 이산화탄소의 분압을 이야기 한다.

So_2 (대기산소 농도에서 : > 96%)

헤모글로빈의 산소포화도: 산소분자들과 Hb 단백질의 결합비율이다. 이것은 혈액내 산소의 총 적재량 중 어느 정도가 이용되고 있는지를 측정할 수 있게 해준다. SaO_2는 구체적으로 동맥혈 내 산소의 포화도를 이야기 한다.

HCO_3act (22–28 mmol/L)

실제 중탄산염: 혈장 중탄산염의 농도는 동맥혈 샘플의 실제 PCO_2와 pH의 측정 량으로 산출한다. 높은레벨의 중탄산염은 대사성 알칼리증을 의미하고, 낮은레벨의 중탄산염은 대사성 산증을 의미한다.

HCO_3st (22–28 mmol/L)

표준 중탄산염: 혈장 중탄산염의 농도는 동맥혈 샘플의 Pco_2와 pH의 측정량으로 산출한다. 단, 여기서 샘플의 Pco_2가 5.3 kPa (40 mmHg)로 조정된 후에 진행한다. 우리는 ABG 분석검사에서 중탄산염을 측정할 때 이 방법을 쓰기를 권한다.

BE (–2 ~ +2)

염기 과잉: Pco_2가 5.3 kPa (40 mmHg)로 조정된 후에, 37° 온도에서 중성 pH를 유지하기 위해 어느정도의 염기가 혈액 샘플에서 추가되거나, 혹은 제거되어야 하는지를 계산하는 방법이다. +BE는 정상 수치보다 많은 량의 염기가 있다는 것을 뜻하고 (대사성 알칼리증), –BE는 정상 수치보다 적은 량의 염기가 있다는 것을 뜻한다 (대사성 산증).

유산염 (0.4–1.5 mmol/L)

유산의 간접측정법: 높은 레벨의 유산은 조직 저산소증의 징조일 수 있다.

Hb (남성: 13–18 g/dL, 여성: 11.5–16 g/dL)

혈장 헤모글로빈 농도: 이것은 혈액의 산소 운반량을 좀 더 효과적으로 알려준다.

Na (135–145 mmol/L) 혈장 나트륨 농도

K (3.5–5 mmol/L) 혈장 칼륨 농도

Cl (95–105 mmol/L) 혈장 염화 농도

iCa (1.0–1.25 mmol/L) 혈장 이온화 칼슘 농도

Glucose (만약 단식중이라면, 3.5–5.5 mmol/L) 혈장 포도당 농도

9. 동맥혈 가스검사의 쉬운 이해

ABG 분석검사를 쉽게 이해하는 가장 좋은 방법은 폐가스교환과 산염기 상태를 각각 따로 평가하는 것이다.

폐가스교환 평가하기

- 연산법을 거꾸로 이용해서, 가스 교환을 4가지 가능한 카테고리 중 한가지로 정리한다.
- 만약 제 1형 호흡기 장애가 있다면, 저산소혈증의 심각도를 평가한다 (Box 1)
- 만약 제 2형 호흡기 장애가 있다면, 만성인지 급성인지를 먼저 판단 후, 고탄산혈증과 저산소혈증의 심각도를 평가한다. (Boxes 1 & 2)
- 만약 카테고리가 과다환기라면, 일차성인지 이차성인지를 판단한다.

표 9-1. 저산소혈증의 심각도 평가하기

	PaO_2	SaO_2
약함	8 – 10.6 kPa 60 – 79 mmHg	90 – 94%
보통	5.3 – 7.9 kPa 40 – 59 mmHg	75 – 89%
위험	< 5.3 kPa < 40 mmHg 혹은: 적절한 PaO_2를 유지하기 위해 높은 FiO_2가 필요할 경우	< 75%

Box 9-1. 고탄산혈증의 심각도 평가하기

고탄산혈증의 심각도는 $PaCo_2$ 값에 절대적인 영향을 받지는 않지만, $PaCo_2$가 상승하는 속도와 혈액 내 pH의 혼란정도에 따라 영향을 받는다 (pH < 7.25 = 중증 산혈증). 탈진 증세를 보이는 것도 불길한 징조 중 하나이다.

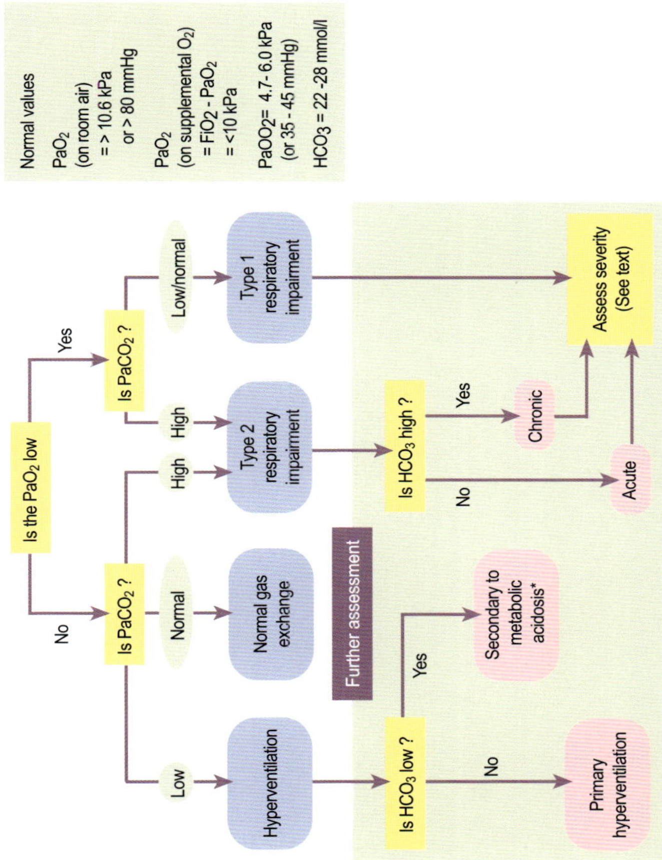

*rarely, may instead be due to chronic hyperventilation with metabolic compensation.

[그림 21] 폐가스 교환평가

산 – 염기 상태 이해하기

- 산 – 염기 상태를 좀 더 폭 넓게 구분하기 위해 플로 차트를 역으로 이용한다.
- 만약 환자가 대사성 산증을 가지고 있다면, 더 정확한 감별 진단을 위해 음이온차이를 계산한다.

음이온 차이 = (Na + K) – (Cl + HCO_3)정상 = 10 – 18 mmol/l

- 만약 산 – 염기 균형의 혼란이 즉시 사라지지 않는다면 (예; 중앙 척추), 아래의 몇가지 중요점을 기억해야 한다:

  산 – 염기 상태를 평가할 때는 언제나 임상적 상황을 먼저 염두에 두어야 한다.

  대사성 보상작용은 몇 일에 걸쳐 일어나고, 호흡성 대상작용은 몇 분 이내에 일어난다.

  과다보상작용은 일어나지 않는다.

  보상 작용처럼 보이는 반응은 일차과정을 대립하는 것일 수도 있다.

- 아주 약한 산혈증이나 알칼리혈증을 가지고 있는 환자는 $PaCO_2$와 HCO_3 모두 "정상 범위" 내에 있을 수 있다 (이런 상태를 약한 혼합성 산 – 염기 장애라고 부른다).

정상 값:
$PaCO_2$ = 4.7 – 6.0 kPa 혹은 35 – 45 mmHg
BE (– 2 ~ +2)
HCO_3st (22 – 28 mmol/l)
pH (7.35 – 7.45)
H^+(35 – 45 nmol/l)

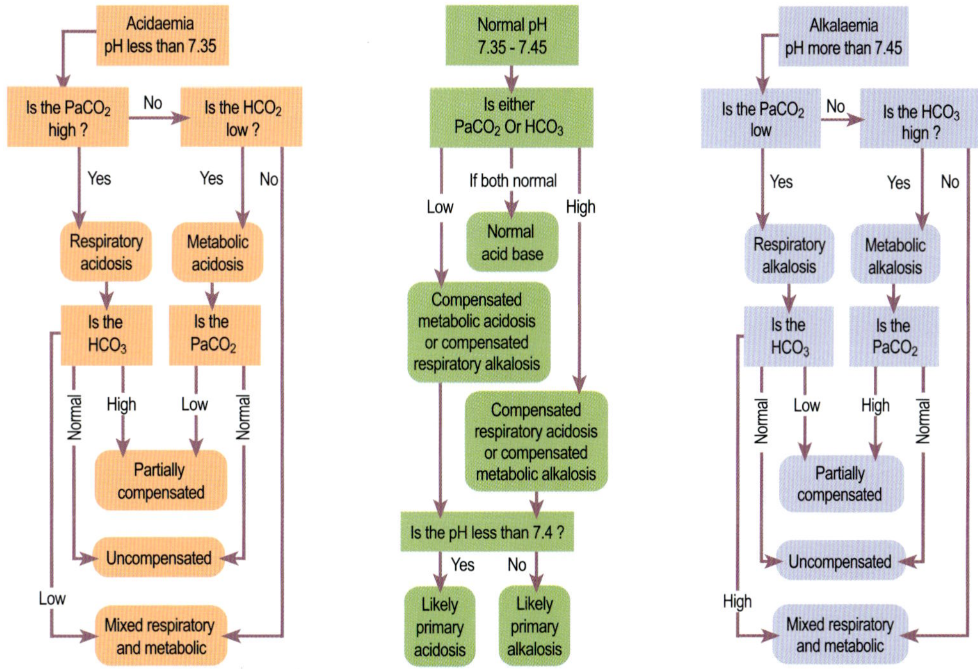
Acidaemia
pH less than 7.35
Is the PaCO2 high ?
No
Is the HCO2 low ?
Yes
Yes
No
Respiratory acidosis
Metabolic acidosis
Is the HCO3
Is the PaCO2
Normal
High
Low
Normal
Partially compensated
Uncompensated
Low
Mixed respiratory and metabolic
Normal pH
7.35 - 7.45
Is either PaCO2 Or HCO3
If both normal
Low
High
Normal acid base
Compensated metabolic acidosis or compensated respiratory alkalosis
Compensated respiratory acidosis or compensated metabolic alkalosis
Is the pH less than 7.4 ?
Yes
No
Likely primary acidosis
Likely primary alkalosis
Alkalaemia
pH more than 7.45
Is the PaCO2 low
No
Is the HCO3 hign ?
Yes
Yes
No
Respiratory alkalosis
Metabolic alkalosis
Is the HCO3
Is the PaCO2
Normal
Low
High
Normal
Partially compensated
Uncompensated
High
Mixed respiratory and metabolic

[그림 22] 산-염기 상태

부록 1

A-a gradient

A – a gradient란 폐포 내 Po_2 (PAO_2)와 동맥혈 내 Po_2(PaO_2)의 차이를 말한다. PaO_2는 ABG에서 측정이 가능하지만, PAO_2는 폐포 기체 방정식을 이용해서 계산해야 한다 (아래 참고).

$$A - a \text{ gradient (차)} = PAo_2 - PaO_2$$

이 변화도의 값은 정상적으로는 2.6 kPa (20 mmHg)보다 낮지만, FiO_2와 나이에 영향을 받아 상승 할 수 있다. 다시 말해 :

1. PaO_2의 정상범위가 나이에 의해 감소한다.
2. A – a 변화도는 실내에서 진행 되었을 때 가장 정확하다.

간소화한 폐포 기체 방정식*

$$PAo_2 \text{ (kPa)} = (FiO_2 \times 93.8) - (PaCo_2 \times 1.2)$$

또는,

$$PAo_2 \text{ (mmHg)} = (FiO_2 \times 713) - (PaCo_2 \times 1.2)$$

* 환자의 체온이 정상체온인 37℃를 유지할 경우

제 II 부
ABG 실전응용

Case 1

병력

특별한 병력이 없는 25세의 남성. 2일 이상 지속되는 고열과, 기침, 그리고 악화되는 호흡 곤란을 호소하며 응급실 방문.

검사

체온 39.3℃의 고온상태. 호흡곤란이 심각해 보이지는 않으나, 보조호흡근을 사용하고 있음. 왼쪽의 흉부확장이 감소된 것이 보이고, 타진시 둔함. 기관지 호흡음이 들리며, 왼쪽 하단 후부에서 수포음이 들림.

맥 박	104 beats/분
호흡수	28 호흡/분
혈 압	118/70 mmHg
SaO_2 (실내)	89 %

Arterial blood gas		On room air
23/7/2006		
Unit no. : 00654545		
ID : John Simpson		
		Normal
H^+	31.8 nmol/L	(35 – 45)
pH	7.50	(7.35 – 7.45)
Pco_2	3.74 kpa	(4.7 – 6.0)
	28.1 mmHg	(35 – 45)
Po_2	7.68 kpa	(> 10.6)
	57.8 mmHg	(> 80)
Bicarb	23.9 mmol/L	(22 – 28)
BE	- 0.5 mmol/L	(-2 – +2)
Spo_2	88.7 %	(> 98%)
Lactate	1.2	(0.4 – 1.5)
K	3.7 mmol/L	(3.5 – 5)
Na	138 mmol/L	(135 – 145)
Cl	99 mmol/L	(95 – 105)
iCa^+	1.2 mmol/L	(1 – 1.25)
Hb	15 g/dL	(13 – 18)
Glucose	5.4 mmol/L	(3.5 – 5.5)

문제

1. a) 이 환자의 가스 교환을 설명하라.
   b) 이 환자의 산 – 염기 상태를 설명하라.
2. 이 환자는 추가 산소공급이 필요한가?
3. 이 환자의 경우 맥박산소측정법이 반복된 ABG의 적절한 대안이 될 수 있는가?

Case 2

병력

34세의 신체비만지수가 49인 고도비만 여성. 체중감량 수술을 위해 수술 전 검사로 ABG시행

고도비만과 제 2형 당뇨를 제외한 다른 질병이나 호흡기 증상은 없음.

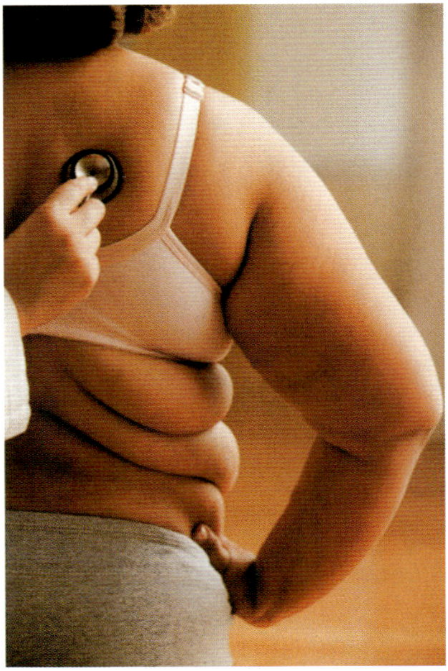

Arterial blood gas		On air
14/01/2005		
Unit no. : 55392088		
ID : Marcella Plantagenet		
		Normal
H^+	45 nmol/L	(35 – 45)
pH	7.35	(7.35 – 7.45)
Pco_2	7.3 kpa	(4.7 – 6.0)
	54.8 mmHg	(35 – 45)
Po_2	9.6 kpa	(> 10.6)
	72.2 mmHg	(> 80)
Bicarb	29 mmol/L	(22 – 28)
BE	+ 3.8 mmol/L	(-2 – +2)
Spo_2	96 %	(> 98%)
Lactate	1	(0.4 – 1.5)
K	4.7 mmol/L	(3.5 – 5)
Na	134 mmol/L	(135 – 145)
Cl	102 mmol/L	(95 – 105)
iCa^+	1.2 mmol/L	(1 – 1.25)
Hb	13 g/dL	(13 – 18)
Glucose	9 mmol/L	(3.5 – 5.5)

문제

1. a) 이 환자의 가스교환을 설명하라.
   b) 이 환자의 산 – 염기 상태를 설명하라.
2. 이 환자에게 가장 유력한 진단은 무엇인가?

Case 3

병력

간호학과에 재학중인 24세의 비 흡연가인 여성이 돌연 발작성 호흡곤란을 호소하며 병원을 찾았다. 이 여성은 전날 호주에서 영국으로 비행기를 타고 이동했으며, 혹시 모를 폐색전증을 심각하게 염려하고 있다. 흉막성 통증, 객혈, 혹은 다리가 붓는 증상 등은 보이지 않으며, 폐질환 이나 심부정맥 혈전증과 같은 병력 또한 가지고 있지 않다.

검사

이 여성은 매우 불안하고, 괴로워 보였다. 그녀의 호흡수는 상승했지만, 흉부 촬영에서는 특별하게 나타나지 않았고, 심부정맥 혈전증을 의심할 만한 징후도 보이지 않았다. 흉부 x – ray상으로도 별다른 문제가 없어 보인다.

맥 박	88 beats/분
호흡수	22 호흡/분
혈 압	124/76 mmHg
SaO_2 (실내)	95 %

23/7/2006		
Unit no. : 00654545		
ID : Jill Royds		
		Normal
H^+	31.2 nmol/L	(35 – 45)
pH	7.51	(7.35 – 7.45)
Pco_2	3.90 kpa	(4.7 – 6.0)
	29.3 mmHg	(35 – 45)
Po_2	10.3 kpa	(> 10.6)
	77.0 mmHg	(> 80)
Bicarb	25.0 mmol/L	(22 – 28)
BE	+ 0.7 mmol/L	(-2 – +2)
Spo_2	93.7 %	(> 98%)
Lactate	1.0	(0.4 – 1.5)
K	4.3 mmol/L	(3.5 – 5)
Na	141 mmol/L	(135 – 145)
Cl	101 mmol/L	(95 – 105)
iCa^+	1.2 mmol/L	(1 – 1.25)
Hb	13 g/dL	(13 – 18)
Glucose	4.6 mmol/L	(3.5 – 5.5)

문제

1. a) 이 여성의 가스 교환을 설명하라.
   b) 이 여성의 산 – 염기 상태를 설명하라.
2. 이 환자에게 가장 유력한 진단은 무엇인가?

Case 4

병력

외과병동에서 78세의 남성환자가 무반응 상태로 누워있다. 그는 몇 시간 전 복잡한 개복 담낭절제술을 받고 돌아왔다.
이 남성의 차트에는 이 남성이 외과병동으로 돌아온 후에 자가통증조절기를 통해 받은 모르핀 이외에도 3개의 10 mg 모르핀주사를 추가로 받았다고 적혀있다.

검사

이 환자는 현재 얕은 호흡을 하고 있는 무의식 상태이고, 좌우 동공이 축소되어있다.

맥 박	90 beats/분
호흡수	5 호흡/분
혈 압	98/64 mmHg
SaO_2	99 %
BM	5.6 mmol/l

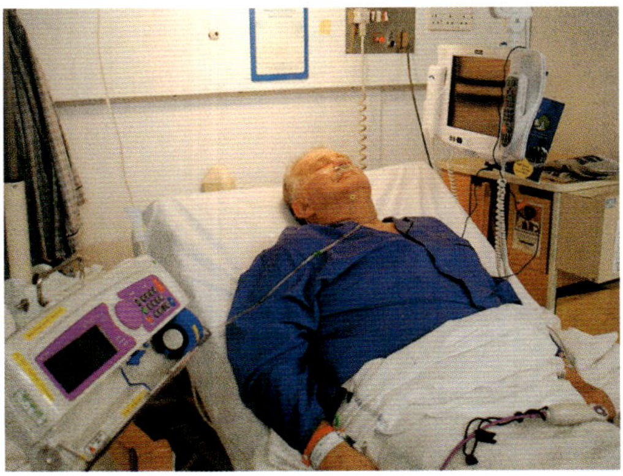

Arterial blood gas		On 28% O_2
18/09/2006		
Unit no. : 6799986		
ID : Henry Spasek		
		Normal
H^+	65.4 nmol/L	(35 – 45)
pH	7.18	(7.35 – 7.45)
Pco_2	8.2 kpa	(4.7 – 6.0)
	62 mmHg	(35 – 45)
Po_2	11.76 kpa	(> 10.6)
	87 mmHg	(> 80)
Bicarb	22.4 mmol/L	(22 – 28)
BE	- 1.5 mmol/L	(-2 – +2)
Spo_2	99.8 %	(> 98%)
Lactate	1	(0.4 – 1.5)
K	4.4 mmol/L	(3.5 – 5)
Na	137 mmol/L	(135 – 145)
Cl	103 mmol/L	(95 – 105)
iCa^+	1.16 mmol/L	(1 – 1.25)
Hb	11 g/dL	(13 – 18)
Glucose	3.9 mmol/L	(3.5 – 5.5)

문제

1. a) 이 남성의 가스 교환을 설명하라.
   b) 이 남성의 산 – 염기 상태를 설명하라.
2. 이 환자에게 가장 유력한 진단은 무엇인가?
3. 이 환자에게 가장 필요한 치료는 무엇인가?

Case 5

병력

75세의 남성이 가족에 의해 응급실로 옮겨졌다. 이 남성은 일상적인 대화가 어려울 만큼의 심각한 호흡곤란을 호소했다. 가족들의 설명에 의하면 이 남성은 장기간 만성 폐쇄성 폐질환을 앓고 있다고 했다. 지난 3일 동안 이 남성의 호흡은 눈에 띄게 악화되었고, 가래 또한 눈에 띄게 늘었다.

검사

이 환자는 호흡곤란을 겪고 있고, 굉장히 괴로워 보인다. 그는 흉부 과다팽창의 징조를 보이고 입술을 오므리고 하는 pursed－lip호흡을 하고 있다. 호흡음은 대부분 약해졌지만, 그 이상의 다른 소리는 들리지 않는다.

맥 박	120 beats/분
호흡수	26 호흡/분
혈 압	150/80 mmHg
체 온	36 ℃
SaO_2%	81 %

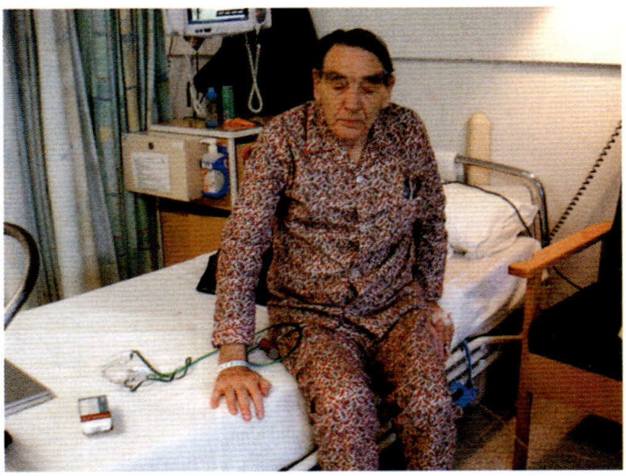

Arterial blood gas		**On air**
10/07/2005		
Unit no. : 77655349		
ID : Joseph Spielman		
		Normal
H^+	39.5 nmol/L	(35 – 45)
pH	7.40	(7.35 – 7.45)
Pco_2	4.9 kpa	(4.7 – 6.0)
	36 mmHg	(35 – 45)
Po_2	5.8 kpa	(> 10.6)
	44 mmHg	(> 80)
Bicarb	23 mmol/L	(22 – 28)
BE	- 1.2 mmol/L	(-2 – +2)
Spo_2	80 %	(> 98%)
Lactate	1.0	(0.4 – 1.5)
K	4.1 mmol/L	(3.5 – 5)
Na	137 mmol/L	(135 – 145)
Cl	99 mmol/L	(95 – 105)
iCa^+	1.1 mmol/L	(1 – 1.25)
Hb	16.5 g/dL	(13 – 18)
Glucose	3.8 mmol/L	(3.5 – 5.5)

문제

1. a) 이 남성의 가스 교환을 설명하라.
   b) 이 남성의 산 – 염기 상태를 설명하라.
2. 이 환자는 산소공급이 필요한가?

Case 6

병력

사례 5의 환자는 응급실에서 분무식 기관지 확장제와 경구 프레드니솔론, 그리고 항생제를 투여받았다. 이 환자는 이후 호흡기 병동으로 옮겨져 고정 농도 마스크 (fixed concentration mask)로 28% 산소공급을 받았다. 그럼에도 불구하고, 이 환자의 SaO_2 (맥박산소측정법으로 확인한 결과)는 미미한 정도로 증가했고 증상에도 별다른 차도를 보이지 않았다.

검사

흉부 검사결과 이전과 달라진 점은 없다. 이 환자는 현재 탈진상태로 보이고, 약간 혼란스러워 보인다.

맥 박	120 beats/분
호흡수	16 호흡/분
혈 압	120/80 mmHg
SaO_2	83 % (28 % 산소공급 상황에서)
체온	36 ℃

첫 번째 ABG 검사 이후 6시간이 지난 후에 다시 한번 ABG를 시행했다.

Arterial blood gas		**On 28% O_2**
11/07/2005		
Unit no. : 77655349		
ID :Joseph Spielman		
		Normal
H^+	51.4 nmol/L	(35 – 45)
pH	7.29	(7.35 – 7.45)
Pco_2	6.9 kpa	(4.7 – 6.0)
	52 mmHg	(35 – 45)
Po_2	6.4 kpa	(> 10.6)
	48 mmHg	(> 80)
Bicarb	24 mmol/L	(22 – 28)
BE	- 0.9 mmol/L	(-2 – +2)
Spo_2	84 %	(> 98%)
Lactate	1.0	(0.4 – 1.5)
K	4.0 mmol/L	(3.5 – 5)
Na	137 mmol/L	(135 – 145)
Cl	99 mmol/L	(95 – 105)
iCa^+	1.1 mmol/L	(1 – 1.25)
Hb	16.5 g/dL	(13 – 18)
Glucose	4.2 mmol/L	(3.5 – 5.5)

문제

1. a) 이 환자의 가스교환을 설명하라.
   b) 이 환자의 산 – 염기 상태를 설명하라.
2. 이 환자의 산소공급을 멈추어도 되는가?

Case 7

병력

77세의 여성이 우측 쇠약과, 시력장애, 그리고 불명료한 언어의 증상을 보이며 뇌졸중 병동으로 옮겨졌다. 이 여성은 연하장애로 인해 코위삽관을 받았지만 24시간 후 심각한 구토증상을 보였다. 그녀는 처음에는 괜찮아 보였지만 몇 시간이 지난 후 정상적인 호흡이 어려워졌다.

검사

그녀는 초조하고, 고통스러워 했으며, 발열증세도 보였다. 타진시 둔감했고, 양쪽 폐저에서 거친 수포음이 들렸다. 급성혼돈상태를 제외한 신경학적 검사에는 입원 당시와 달라진 점은 없다.

맥 박	92 beats/분
호흡수	28 호흡/분
혈 압	112/65 mmHg
SaO_2 (60 % 산소공급)	92 %

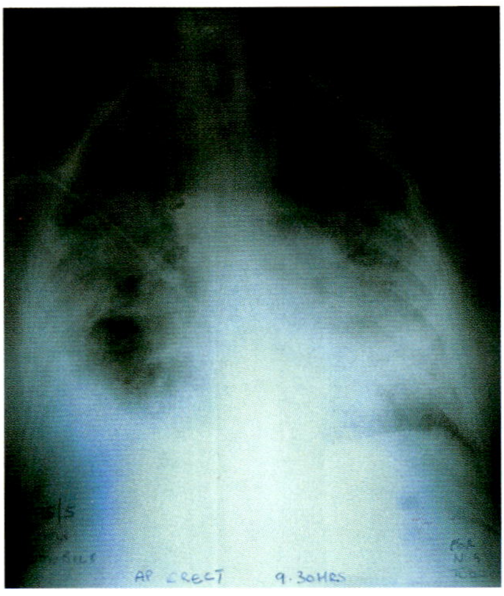

Arterial blood gas		**On air**
23/7/2006		
Unit no. : 00654545		
ID : Mary Waters		
		Normal
H^+	38.8 nmol/L	(35 – 45)
pH	7.41	(7.35 – 7.45)
Pco_2	4.43 kpa	(4.7 – 6.0)
	33.2 mmHg	(35 – 45)
Po_2	8.67 kpa	(> 10.6)
	65.0 mmHg	(> 80)
Bicarb	21.2 mmol/L	(22 – 28)
BE	-2.8 mmol/L	(-2 – +2)
Spo_2	92.7 %	(> 98%)
Lactate	1.6	(0.4 – 1.5)
K	4.0 mmol/L	(3.5 – 5)
Na	144 mmol/L	(135 – 145)
Cl	103 mmol/L	(95 – 105)
iCa^+	1.2 mmol/L	(1 – 1.25)
Hb	13 g/dL	(13 – 18)
Glucose	6.6 mmol/L	(3.5 – 5.5)

문제

1. a) 이 여성의 가스교환을 설명하라.
   b) 이 여성의 산 – 염기 상태를 설명하라.
2. 이 환자에게 가장 유력한 진단은 무엇인가?
3. 이 환자의 상태는 경증인가 중증인가?

Case 8

병력

단기간의 호흡곤란 증가와 운동불내성을 호소하는 68세의 만성 폐쇄성 폐질환을 가진 남성환자가 담당의사의 권유로 병원에 들어왔다. 이 남성은 원래 500m 정도의 거리를 걷는 데는 별 문제가 없지만 현재는 옷을 입는 것도 힘들어하며 가쁜 호흡을 쉰다.

검사

이 남성은 의식이 또렷하며,기민한 상태이고 가벼운 허약증세를 보이고 있다. 그는 또 보조호흡근을 사용하고 있고 입을 오므리고 하는 pursed-lip호흡을 하고 있다. 흉부검사결과 흉부 과다팽창이 보이고, 대체적으로 호흡음이 감소했으며 산발적인 건성수포음이 들린다(천명).

맥 박	96 beats/분
호흡수	24 호흡/분
혈 압	138/82 mmHg
SaO_2 (실내)	78 %

Arterial blood gas		**On air**
23/7/2006		
Unit no. : 00654545		
ID : Hamish Roy		
		Normal
H^+	43.2 nmol/L	(35 – 45)
pH	7.36	(7.35 – 7.45)
Pco_2	7.20 kpa	(4.7 – 6.0)
	54.1 mmHg	(35 – 45)
Po_2	5.3 kpa	(> 10.6)
	40 mmHg	(> 80)
Bicarb	30. 6 mmol/L	(22 – 28)
BE	+ 4.9 mmol/L	(-2 – +2)
Spo_2	75.2 %	(> 98%)
Lactate	1.2	(0.4 – 1.5)
K	3.7 mmol/L	(3.5 – 5)
Na	144 mmol/L	(135 – 145)
Cl	102 mmol/L	(95 – 105)
iCa^+	1.2 mmol/L	(1 – 1.25)
Hb	16 g/dL	(13 – 18)
Glucose	4.9 mmol/L	(3.5 – 5.5)

문제

1. a) 이 남성의 가스교환을 설명하라.
   b) 이 남성의 산 – 염기 상태를 설명하라.
2. 다음의 ABG 값 중 어떤 것이 지난 24시간 동안 변했을 확률이 가장 높은가? pH, PCO_2, PO_2, 혹은 HCO_3?
3. 위 문제의 ABG 값 중 어떤 2가지가 이 환자에게 산소 요법을 시행할 때 주의를 요할 것을 가리키는가?

Case 9

병력

사례 8의 환자가 분무식 기관지 확장제와 경구 프레드니솔론을 처방받고, 안면마스크로 60% 산소공급을 받았다. 이 남성의 산소포화도는 눈에 띄게 개선되었다. 하지만, 1시간이 지난 후 그의 상태는 악화되어 자신의 병력을 이야기 할 수도 없게 되었다.

검사

이 남성은 겨우 깨어있을 정도로 기면상태였다. 그는 더 이상의 호흡곤란 증세는 보이지 않았으며 그의 호흡수는 14 호흡/분으로 떨어졌다. 흉부검사결과는 이전과 다르지 않다.

맥 박	88 beats/분
호흡수	14 호흡/분
혈 압	132/80 mmHg
SaO_2 (실내)	96 %

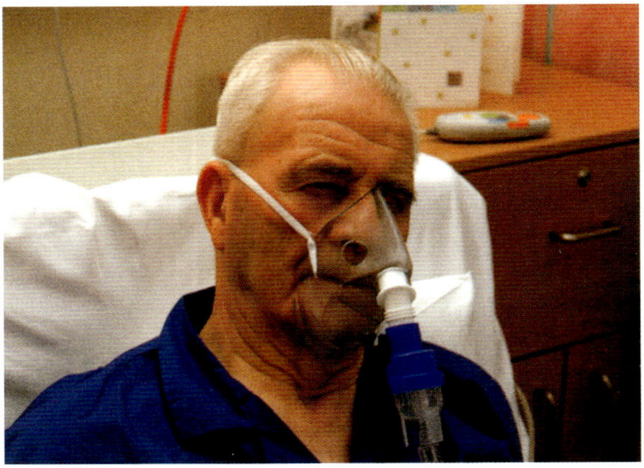

Arterial blood gas		**On 60% O_2**
23/7/2006		
Unit no. : 00654545		
ID : Hamish Roy		
		Normal
H^+	50.8 nmol/L	(35 – 45)
pH	7.29	(7.35 – 7.45)
Pco_2	8.7 kpa	(4.7 – 6.0)
	65.3 mmHg	(35 – 45)
Po_2	11.2 kpa	(> 10.6)
	84.0 mmHg	(> 80)
Bicarb	30.3 mmol/L	(22 – 28)
BE	+ 4.7 mmol/L	(-2 – +2)
Spo_2	96.2 %	(> 98%)
Lactate	1.2	(0.4 – 1.5)
K	3.6 mmol/L	(3.5 – 5)
Na	144 mmol/L	(135 – 145)
Cl	102 mmol/L	(95 – 105)
iCa^+	1.2 mmol/L	(1 – 1.25)
Hb	16 g/dL	(13 – 18)
Glucose	5.0 mmol/L	(3.5 – 5.5)

문제

1. a) 이 남성의 가스교환을 설명하라.
   b) 이 남성의 산 – 염기 상태를 설명하라.
2. 이 남성의 상태가 악화된 이유는 무엇인가?

Case 10

병력

21세의 여성이 6시간 동안 지속된 호흡곤란과 천명으로 응급실을 찾았다. 이 여성은 과거 천식을 앓았던 병력이 있으며, 상태가 악화되어 입원을 한 경험도 2번 있다. 그녀는 현재 심각한 호흡곤란을 겪고 있으며 salbutamol 호흡기로도 증상을 완화시키지 못하고 있다.

검사

그녀는 과호흡으로 보조호흡근을 사용해 1분당 30호흡을 하고 있다. 또한, 완벽한 문장의 대화가 겨우 가능할 정도의 상태이다. 흉부청진 결과 polyphonic wheeze가 넓게 퍼져 들렸다.

맥 박	115 beats/분
혈 압	120/80 mmHg
SpO_2	96 % (실내)
최대날숨유량 (PEF)	160 L/s (예측 = 400 L/s)

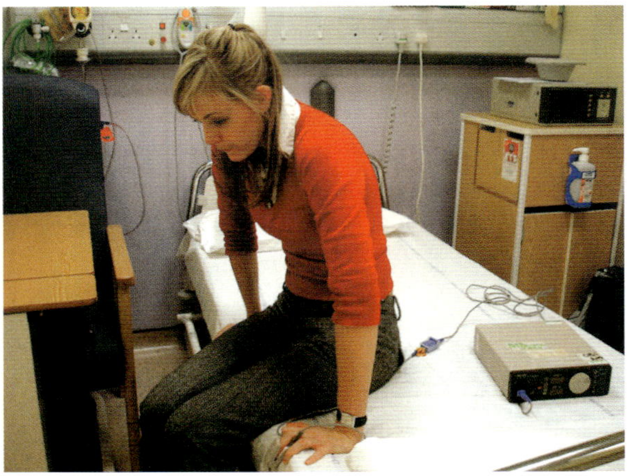

Arterial blood gas		On air
12/11/2005		
Unit no. : 12639943		
ID : Jessica Goldman		
		Normal
H^+	42 nmol/L	(35 – 45)
pH	7.38	(7.35 – 7.45)
Pco_2	5.8 kpa	(4.7 – 6.0)
	43 mmHg	(35 – 45)
Po_2	10.2 kpa	(> 10.6)
	76 mmHg	(> 80)
Bicarb	24mmol/L	(22 – 28)
BE	-1.3 mmol/L	(-2 – +2)
Spo_2	96 %	(> 98%)
Lactate	1	(0.4 – 1.5)
K	4.0 mmol/L	(3.5 – 5)
Na	140 mmol/L	(135 – 145)
Cl	99 mmol/L	(95 – 105)
iCa^+	1.12 mmol/L	(1 – 1.25)
Hb	13.0 g/dL	(13 – 18)
Glucose	5 mmol/L	(3.5 – 5.5)

문제

1. a) 이 여성의 가스 교환을 설명하라.
   b) 이 여성의 산 – 염기 상태를 설명하라.
2. 위의 ABG 값 중 어느것이 가장 큰 원인이 되었나?
3. 이런 종류의 천식발작의 심각도를 어떻게 분류하겠는가?

Case 11

병력

23세의 여성이 발을 헛디뎌 넘어진 후 발목에 심각한 통증을 호소하며 응급실을 찾았다. 응급실 담당의사에게 진료를 받는 과정에 이 여성은 심각한 불안증세와 혼란스러움을 나타냈다. 발목 X-ray결과는 정상이었고, 응급실 직원의 거듭된 설득에도 불구하고 그녀는 안심하지 못하고 발목 골절상이 분명하다며 울기 시작했다. 응급실을 나서는 도중 이 여성은 흉부의 압박감과, 가쁜 호흡, 그리고 손과 입 주변의 이상감각을 느꼈다. 그녀는 심호흡을 할 수 없다고 했다.

검사

이 환자는 매우 겁먹은 상태이며 굉장히 고통스러워 하고 있다. 빈호흡 이외에도 가벼운 동성빈맥을 보이고 있다. 심폐검사결과에서도 특별한 점은 찾을 수 없었다. 심전도나 흉부 X-ray, 또는 최대유량 측정에서도 모두 정상소견을 보이고 있다.

맥 박	96 beats/분
호흡수	36 호흡/분
혈 압	130/80 mmHg
SpO_2	100 %

Arterial blood gas		**On air**
12/11/2006		
Unit no. : 12534943		
ID : Trinny Farqhuar		
		Normal
H^+	29 nmol/L	(35 – 45)
pH	7.53	(7.35 – 7.45)
Pco_2	3.14 kpa	(4.7 – 6.0)
	24 mmHg	(35 – 45)
Po_2	14.3 kpa	(> 10.6)
	108 mmHg	(> 80)
Bicarb	24 mmol/L	(22 – 28)
BE	- 1.8 mmol/L	(-2 – +2)
Spo_2	99 %	(> 98%)
Lactate	1	(0.4 – 1.5)
K	3.5 mmol/L	(3.5 – 5)
Na	140 mmol/L	(135 – 145)
Cl	99 mmol/L	(95 – 105)
iCa^+	0.9 mmol/L	(1 – 1.25)
Hb	12.0 g/dL	(13 – 18)
Glucose	5 mmol/L	(3.5 – 5.5)

문제

1. a) 이 여성의 가스교환을 설명하라.
   b) 이 여성의 산 – 염기 상태를 설명하라.
2. 이상 소견이 보이지는 않는가?
3. 이 여성에게 가장 유력한 진단은 무엇인가?

Case 12

병력

40세의 남성이 새벽에 일어난 화재로 인해 응급실에 실려왔다. 응급구조요원은 이 남성이 구조되기 전 연기가 꽉 찬 방안에서 20분 이상 갇혀 있었을 것으로 예상했다.

검사

이 환자는 그을음에 심각하게 오염된 상태였고, 연기냄새 또한 심하게 났다. 다행스럽게도 그는 열에 의한 손상을 입지는 않았다. 그는 혼란스러워 했고, 방금 전 구토증상을 보였다. 기초 검사결과는 정상이었으며, 호흡기로 15 L 산소공급을 받아 산소포화도는 99%였다.

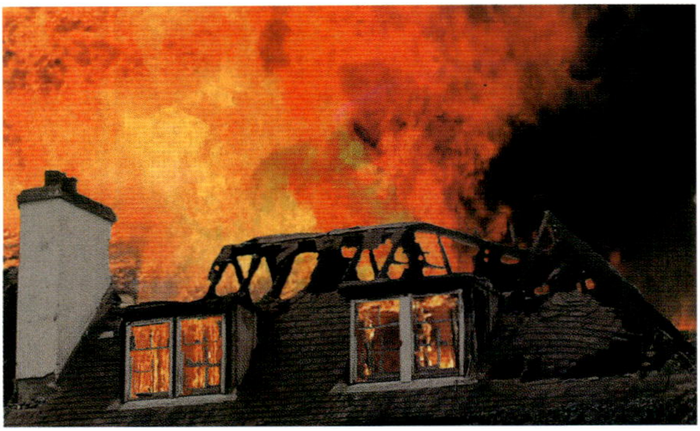

Arterial blood gas		**On 15 L O2 by mask**
10/08/2005		
Unit no. : 77634566		
ID : Robert Jones		
		Normal
H^+	44 nmol/L	(35 – 45)
pH	7.36	(7.35 – 7.45)
Pco_2	4.5 kpa	(4.7 – 6.0)
	34 mmHg	(35 – 45)
Po_2	47 kpa	(> 10.6)
	353 mmHg	(> 80)
Bicarb	18 mmol/L	(22 – 28)
BE	-5.5 mmol/L	(-2 – +2)
Spo_2	100 %	(> 98%)
Lactate	2	(0.4 – 1.5)
K	3.6 mmol/L	(3.5 – 5)
Na	145 mmol/L	(135 – 145)
Cl	103 mmol/L	(95 – 105)
iCa^+	11 mmol/L	(1 – 1.25)
Hb	14 g/dL	(13 – 18)
Glucose	4 mmol/L	(3.5 – 5.5)
Carbon monoxide assay		
CO	40 %	(non – smokers < 3%)
		(smoke < 10%)

문제

1. a) 이 남성의 가스 교환을 설명하라.
   b) 이 남성의 산 – 염기 상태를 설명하라.
2. 이 남성에게 가장 유력한 진단은 무엇인가?
3. PaO_2와 SaO_2, 그리고 Hb의 값 중 어느 것이 거짓상승 했는가?

Case 13

병력

79세의 여성이 창자 내 거대종양 제거수술을 위해 일반외과병동에 입원했다. 이 여성은 6개월 동안 지속된 직장출혈로 인해 담당의사를 찾았고, 대장내시경검사를 통해 이 종양을 찾을 수 있었다. 입원 당시 이 여성은 심각한 호흡곤란과 피로감을 보였다. 추가 상담결과 그녀의 직장 출혈량은 평소와 같았다고 한다.

맥 박	100 beats/분
혈 압	100/80 mmHg
호흡수	24 호흡/분
SaO_2 % (on air)	100 %

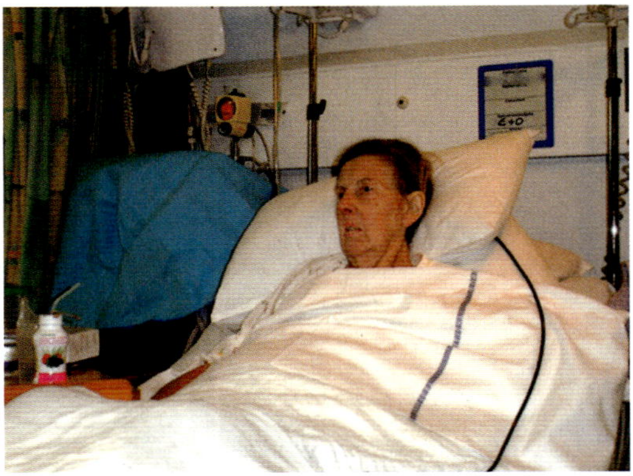

Arterial blood gas

06/06/2005

Unit no. : 943778

ID : Ethyl Swainson

On air

		Normal
H^+	32.3 nmol/L	(35 – 45)
pH	7.49	(7.35 – 7.45)
Pco_2	3.31 kpa	(4.7 – 6.0)
	25 mmHg	(35 – 45)
Po_2	11.9 kpa	(> 10.6)
	89 mmHg	(> 80)
Bicarb	22 mmol/L	(22 – 28)
BE	- 2 mmol/L	(-2 – +2)
Spo_2	99.8 %	(> 98%)
Lactate	1	(0.4 – 1.5)
K	3.8 mmol/L	(3.5 – 5)
Na	138 mmol/L	(135 – 145)
Cl	96 mmol/L	(95 – 105)
iCa^+	1.17 mmol/L	(1 – 1.25)
Hb	6.8 g/dL	(13 – 18)
Glucose	3.9 mmol/L	(3.5 – 5.5)

문제

1. a) 이 여성의 가스교환을 설명하라.
   b) 이 여성의 산 – 염기 상태를 설명하라.
2. 이 여성에게 호흡곤란을 유발한 가장 유력한 원인은 무엇인가?
3. 이 여성의 경우 체내 조직의 산소공급을 개선하기 위한 가장 효율적인 방법은 무엇인가?

Case 14

병력

78세의 여성이 갑작스레 시작된, 전반적인, 중증의 복통으로 응급실을 찾았다. 그녀의 설명에 따르면 이 통증은 다른 부위로 퍼져나가진 않았지만 급성 경련복통 같다고 했다. 배변습관도 별다른 변화가 없었고 구토증상 또한 없다고 했다. 그녀의 병력으로는 심방세동이 유일했고, 그로 인해 아스피린과 디곡신을 복용 중이다.

검사

검사결과 이 환자는 혈류역학적으로 안정적이었으며, 주변부의 관류도 이상이 없었다. 심각한 복통에도 불구하고 복부검사에서 별다른 이상소견을 발견할 수 없었다: 복부골반의 사분역 모두 부드러웠고, 심부촉진시에만 압통을 느꼈다. 탈장이나 동맥류는 촉지되지 않았고 직장 검사 또한 정상이었다. 복부와 정면흉부 X－ray 모두 정상으로 나왔다. 검사가 진행되는 동안 이 여성의 임상상태는 악화되었고, 소생구역으로 옮겨졌다.

Arterial blood gas		**On 10 L O_2 by mask**
10/08/2006		
Unit no. : 7734211		
ID : Susan Ulrik		
		Normal
H^+	52.5 nmol/L	(35 – 45)
pH	7.28	(7.35 – 7.45)
Pco_2	4.39 kpa	(4.7 – 6.0)
	33 mmHg	(35 – 45)
Po_2	28.6 kpa	(> 10.6)
	215 mmHg	(> 80)
Bicarb	16.2 mmol/L	(22 – 28)
BE	- 10.4 mmol/L	(-2 – +2)
Spo_2	99.8 %	(> 98%)
Lactate	3.2	(0.4 – 1.5)
K	4.6 mmol/L	(3.5 – 5)
Na	135 mmol/L	(135 – 145)
Cl	96 mmol/L	(95 – 105)
iCa^+	1.16 mmol/L	(1 – 1.25)
Hb	12 g/dL	(13 – 18)
Glucose	3.8 mmol/L	(3.5 – 5.5)

문제

1. a) 이 여성환자의 가스교환을 설명하라.
   b) 이 여성환자의 산 – 염기 상태를 설명하라.
2. 이 환자에게 가장 유력한 진단은 무엇인가?

Case 15

병력

제 1형 당뇨를 앓고 있는 35세의 여성이 그녀의 집에서 심각한 상태로 발견된 후 구급차를 타고 응급실로 옮겨졌다. 이 여성의 남편은 그녀가 지난 며칠간 구토증상으로 인해 아무것도 먹지 못했으며 예방책으로 인슐린을 생략하고 있었다고 했다.

검사

검사결과 이 여성은 점막이 굉장히 건조한 말초적으로 지쳐있는 상태였으며, 기면상태를 보이고 있었다. 그녀의 호흡에서는 아세톤 냄새가 났고 깊이 몰아 쉬는 호흡을 했다.

맥 박	130 beats/분
혈 압	100/60 mmHg
호흡수	26 호흡/분
BM (혈당)	〉 25 mmoL/L

이 여성의 흉부와 복부 신체검사결과는 평범했다.

Arterial blood gas		**On 10 L O_2 by mask**
27/02/2005		
Unit no. : 77735566		
ID : Isla Tanner		
		Normal
H^+	88.9 nmol/L	(35 – 45)
pH	7.05	(7.35 – 7.45)
Pco_2	1.5 kpa	(4.7 – 6.0)
	11 mmHg	(35 – 45)
Po_2	28.4 kpa	(> 10.6)
	187 mmHg	(> 80)
Bicarb	6.0 mmol/L	(22 – 28)
BE	- 25.2 mmol/L	(-2 – +2)
Spo_2	99.8 %	(> 98%)
Lactate	1	(0.4 – 1.5)
K	4.6 mmol/L	(3.5 – 5)
Na	141 mmol/L	(135 – 145)
Cl	96 mmol/L	(95 – 105)
iCa^+	1.25 mmol/L	(1 – 1.25)
Hb	12 g/dL	(13 – 18)
Glucose	35 mmol/L	(3.5 – 5.5)

문제

1. a) 이 여성의 가스교환을 설명하라.
   b) 이 여성의 산 – 염기 상태를 설명하라.
2. 음이온차이를 계산하라.
3. 이 여성에게 가장 유력한 진단은 무엇인가?

Case 16

병력

이 지역에서 부랑자로 잘 알려진 37세의 남성이 무의식상태로 병원에 실려왔다. 발견당시 이 남성의 주변에는 보드카 한병과 메타놀로 추정되는 액체가 절반정도 빈 상태로 놓여져 있었다. 그가 이 액체를 마셨는지는 확인되지 않았다.

검사

이 환자는 전체적으로 지저분해 보였고 의식감소가 심각했다 (글라스고 혼수척도 = 9). 국소신경계 이상소견은 보이지 않았다.

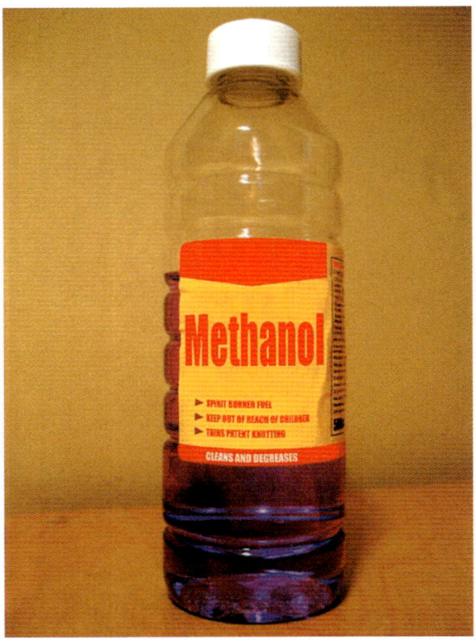

Arterial blood gas		**On air**
10/07/2006		
Unit no. : 35477899		
ID : Gary Souness		
		Normal
H^+	63.3 nmol/L	(35 – 45)
pH	7.20	(7.35 – 7.45)
Pco_2	3.3 kpa	(4.7 – 6.0)
	25 mmHg	(35 – 45)
Po_2	12.8 kpa	(> 10.6)
	96 mmHg	(> 80)
Bicarb	9.5 mmol/L	(22 – 28)
BE	- 16.2 mmol/L	(-2 – +2)
Spo_2	97.8 %	(> 98%)
Lactate	1.3	(0.4 – 1.5)
K	4.5 mmol/L	(3.5 – 5)
Na	136 mmol/L	(135 – 145)
Cl	99 mmol/L	(95 – 105)
iCa^+	1.1 mmol/L	(1 – 1.25)
Hb	13.5 g/dL	(13 – 18)
Glucose	3.8 mmol/L	(3.5 – 5.5)

문제

1. a) 이 남성의 가스교환을 설명하라.
   b) 이 남성의 산 – 염기 상태를 설명하라.
2. 음이온차이는 무엇인가?
3. 메타놀 섭취에도 산 – 염기 상태는 일관적인가?

Case 17

병력

52세의 남성이 재발한 신장결석으로 인해 비뇨기과 병동에서 검사 중이다. 그는 가벼운 피로감과 기면증을 호소했다. 위장장애 병력은 없고 복용중인 의약품도 없다.

검사

환자는 정상 상태였고 임상검사결과에서도 이상소견을 발견하지 못했다.

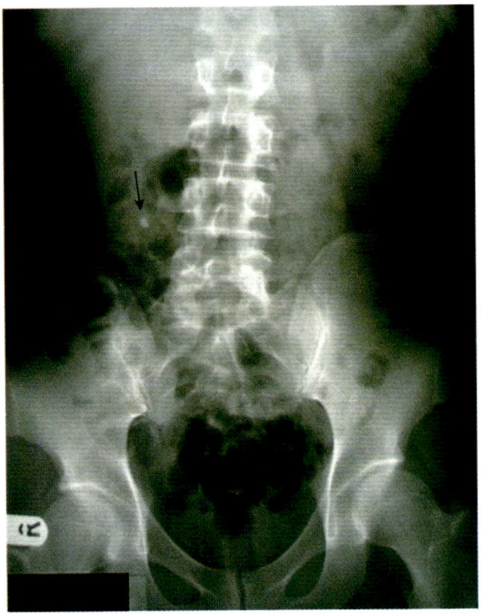

검사과정 중 하나로 ABG를 시행했다.

Arterial blood gas		On air
10/07/2006		
Unit no. : 35477899		
ID : Roger parry		
		Normal
H^+	43 nmol/L	(35 – 45)
pH	7.37	(7.35 – 7.45)
Pco_2	4.2 kpa	(4.7 – 6.0)
	31.5 mmHg	(35 – 45)
Po_2	13.2 kpa	(> 10.6)
	99.0 mmHg	(> 80)
Bicarb	18 mmol/L	(22 – 28)
BE	- 7 mmol/L	(-2 – +2)
Spo_2	99 %	(> 98%)
Lactate	1	(0.4 – 1.5)
K	3.0 mmol/L	(3.5 – 5)
Na	137 mmol/L	(135 – 145)
Cl	109 mmol/L	(95 – 105)
iCa^+	1.0 mmol/L	(1 – 1.25)
Hb	13.0 g/dL	(13 – 18)
Glucose	4 mmol/L	(3.5 – 5.5)

문제

1. a) 이 남성의 가스교환을 설명하라.
   b) 이 남성의 산 - 염기 상태를 설명하라.
2. 음이온차이를 계산하라.
3. 이 남성에게 가장 유력한 진단은 무엇인가?

Case 18

병력

18세의 여성이 독성학 병동에 입원했다. 이 여성은 5시간 전 알 수 없는 물질을 대량 섭취했다고 한다. 그녀는 구역증상을 호소했고, 귀에서 고음의 시끄러운 소리가 들린다고 했다.

검사

검사결과, 이 여성은 다소 착란증세를 보였다. 그녀의 호흡은 속도와 깊이에서 증가했지만 다른 이상소견은 보이지 않았다.

맥 박	100 beats/분
호흡수	26 호흡/분
혈 압	132/100 mmHg
체 온	37.6 ℃
O_2 %	99 %

Arterial blood gas		**On air**
10/09/2006		
Unit no. : 27634943		
ID : Libby Farqhuar		
		Normal
H^+	38.8 nmol/L	(35 – 45)
pH	7.41	(7.35 – 7.45)
Pco_2	3.01 kpa	(4.7 – 6.0)
	22.6 mmHg	(35 – 45)
Po_2	14.1 kpa	(> 10.6)
	97.5 mmHg	(> 80)
Bicarb	17.6 mmol/L	(22 – 28)
BE	- 8.3 mmol/L	(-2 – +2)
Spo_2	99 %	(> 98%)
Lactate	1.4	(0.4 – 1.5)
K	3.6 mmol/L	(3.5 – 5)
Na	140 mmol/L	(135 – 145)
Cl	99 mmol/L	(95 – 105)
iCa^+	1.2 mmol/L	(1 – 1.25)
Hb	13.0 g/dL	(13 – 18)
Glucose	5 mmol/L	(3.5 – 5.5)

문제

1. a) 이 여성의 가스교환을 설명하라.
   b) 이 여성의 산 – 염기 상태를 설명하라.
2. 음이온차이를 계산하라.
3. 이 여성은 어떤 물질을 섭취했을 가능성이 가장 높은가?

Case 19

병력

24세의 남성이 집에서 건강이 나빠져 가족에 의해 병원으로 옮겨졌다. 이 남성의 가족은 그가 특별한 지병을 앓고 있지는 않지만 최근 지속적인 피로감과 체중 감소로 인해 검사를 받는 중이라고 했다. 지난 며칠간 그는 눈에 띄게 쇠약해졌고, 기면증과 근육경련을 호소했다고 한다. 가족들은 오늘 그가 기면과 지남력 장애를 보여 병원으로 옮겼다고 했다.

검사

이 환자는 노곤함과 혼란증세를 보였다. 그의 주변부는 차가웠고, 모세혈관도 제대로 채워지지 못하고 있었다. 발열이나 발진, 림프절병증이나 수막증 같은 증상은 없었다. 복부검사 결과는 정상이었고 국소적 흉부나 신경계 이상도 보이지 않았다.

맥 박	120 beats/분
호흡수	25 호흡/분
혈 압	75/55 mmHg
체 온	36.5 ℃
BM	2.9

Arterial blood gas		**On air**
10/08/2005		
Unit no. : 456986793		
ID : Rufus Wainwright		
		Normal
H^+	48 nmol/L	(35 – 45)
pH	7.32	(7.35 – 7.45)
Pco_2	3.3 kpa	(4.7 – 6.0)
	24.8 mmHg	(35 – 45)
Po_2	13 kpa	(> 10.6)
	97 mmHg	(> 80)
Bicarb	13.4 mmol/L	(22 – 28)
BE	- 13.9 mmol/L	(-2 – +2)
Spo_2	99 %	(> 98%)
Lactate	3	(0.4 – 1.5)
K	5.6 mmol/L	(3.5 – 5)
Na	125 mmol/L	(135 – 145)
Cl	101 mmol/L	(95 – 105)
iCa^+	1.2 mmol/L	(1 – 1.25)
Hb	13.0 g/dL	(13 – 18)
Glucose	2.5 mmol/L	(3.5 – 5.5)

문제

1. a) 이 남성의 가스교환을 설명하라.
   b) 이 남성의 산 – 염기 상태를 설명하라.
2. ABG의 다른 이상소견은 없는가?
3. 이 환자는 구체적으로 어떤 치료를 요하는가?

Case 20

병력

87세의 남성이 병실 내 화장실에서 혼절상태로 발견되었다. 맥박이나 노력성 호흡이 감지되지 않아 심폐소생술이 즉시 시행되었고, 12분이 지난 지금까지도 진행 중 이다. 이 남성은 허혈성 심장병과 치매, 그리고 만성 신부전증의 병력을 가지고 있다.

검사

이 환자의 글래스고혼수척도는 3점이며, 반점과 창백함을 보이고 있다. 심전도 모니터에서는 아래와 같이 빈사리듬이 감지되었다. 맥박이나 노력성 호흡도 촉지되지 않는다. 그는 현재 호흡주머니와 마스크로 15 L/min의 산소공급을 받아 호흡하고 있다.

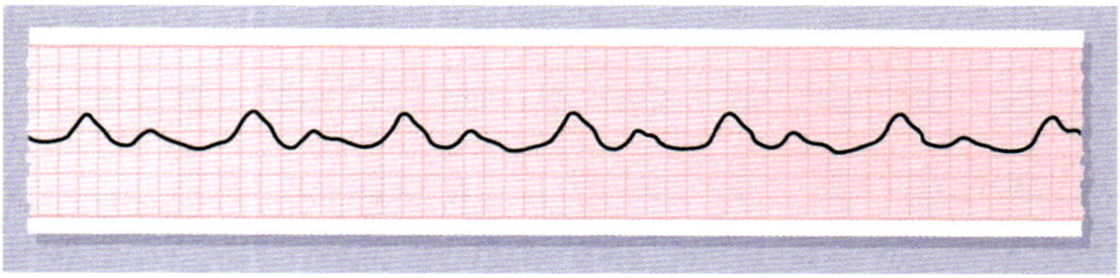

Arterial blood gas		**On air**
10/02/2004		
Unit no. : 42333993		
ID : David King		
		Normal
H^+	160 nmol/L	(35 – 45)
pH	6.8	(7.35 – 7.45)
Pco_2	4.8 kpa	(4.7 – 6.0)
	36 mmHg	(35 – 45)
Po_2	32 kpa	(> 10.6)
	240 mmHg	(> 80)
Bicarb	3.8 mmol/L	(22 – 28)
BE	- 20 mmol/L	(-2 – +2)
Spo_2	100 %	(> 98%)
Lactate	9	(0.4 – 1.5)
K	4.5 mmol/L	(3.5 – 5)
Na	136 mmol/L	(135 – 145)
Cl	96 mmol/L	(95 – 105)
iCa^+	1.1 mmol/L	(1 – 1.25)
Hb	14.0 g/dL	(13 – 18)
Glucose	4 mmol/L	(3.5 – 5.5)

문제

1. a) 이 남성의 가스교환을 설명하라.
   b) 이 남성의 산 – 염기 상태를 설명하라.
2. 이 남성의 예후는 어떤가?

Case 21

병력

59세의 남성이 과음으로 인해 3일간 지속된 중증의 상복부 통증을 호소하며 응급실을 찾았다. 이 남성은 현재 호흡곤란증세도 보이고 있다. 그는 지난 몇 주간 일주일에 100잔이 넘는 알코올을 섭취했다고 말했다.

검사

이 환자의 건강상태는 눈에 띄게 좋지 않았고, 매우 고통스러워 보였다. 그는 빈맥 (120 beats/분)과 저혈압 (75/60 mmHg) 증상을 보였다. 또한, 상복부의 압통을 느꼈다. 입원 당시 정맥혈검사를 시행했고, 아밀라아제 (1890 U/ml)와 C – 반응 단백질 (274 mg/L)이 심히 상승한 것을 알 수 있었다. 입원 당시의 흉부 x – ray는 아래 그림에 첨부되어 있다.

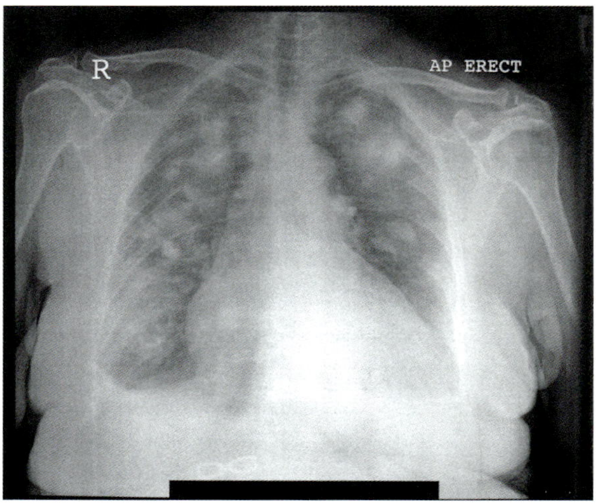

Arterial blood gas 10/08/2005 Unit no. : 45679393 ID : Daniel Carter		**On 15 L O_2 by mask with reservoir bag**
		Normal
H^+	47 nmol/L	(35 – 45)
pH	7.33	(7.35 – 7.45)
Pco_2	3.24 kpa	(4.7 – 6.0)
	24.3 mmHg	(35 – 45)
Po_2	10.8 kpa	(> 10.6)
	81 mmHg	(> 80)
Bicarb	14.9 mmol/L	(22 – 28)
BE	- 11.8 mmol/L	(-2 – +2)
Spo_2	99 %	(> 98%)
Lactate	3.1	(0.4 – 1.5)
K	3.6 mmol/L	(3.5 – 5)
Na	141 mmol/L	(135 – 145)
Cl	96 mmol/L	(95 – 105)
iCa^+	0.89 mmol/L	(1 – 1.25)
Hb	12.0 g/dL	(13 – 18)
Glucose	16 mmol/L	(3.5 – 5.5)

문제

1. a) 이 남성의 가스교환을 설명하라.
   b) 이 남성의 산 – 염기 상태를 설명하라.
2. 이 남성의 FiO_2 근사값은 무엇인가?
3. 이 남성에게 가장 유력한 진단은 무엇인가?

Case 22

병력

부인과 병동에서 하루 전 예정된 불임시술을 받은 35세의 여성이 중증의 구토증상을 보이고 있다. 이 여성은 이후 3일 동안 지속적으로 과다 구토증상을 보였다. 체액의 평행검사 결과 그녀의 상태는 체액손실을 감내하지 못하고 있는데도 IV를 처방 받지 못한 것으로 나타났다.

검사

이 환자는 탈수증세를 보였고 점막은 건조했으며, 피부긴장도 또한 감소했다.

복부검사결과는 평범했다.

맥 박	100 beats/분
호흡수	10 호흡/분
혈 압	160/100 mmHg
체 온	36.6 ℃
O_2 %	96 %

Arterial blood gas		**On air**
23/08/2006		
Unit no. : 27634943		
ID : Jenny Alegranza		
		Normal
H^+	36 nmol/L	(35 – 45)
pH	7.44	(7.35 – 7.45)
Pco_2	6.4 kpa	(4.7 – 6.0)
	48 mmHg	(35 – 45)
Po_2	11.1 kpa	(> 10.6)
	83 mmHg	(> 80)
Bicarb	32 mmol/L	(22 – 28)
BE	+4 mmol/L	(-2 – +2)
Spo_2	96 %	(> 98%)
Lactate	1	(0.4 – 1.5)
K	3.0 mmol/L	(3.5 – 5)
Na	133 mmol/L	(135 – 145)
Cl	91 mmol/L	(95 – 105)
iCa^+	1.0 mmol/L	(1 – 1.25)
Hb	11.0 g/dL	(13 – 18)
Glucose	5 mmol/L	(3.5 – 5.5)

문제

1. a) 이 여성의 가스교환을 설명하라.
   b) 이 여성의 산 – 염기 상태를 설명하라.
2. 이 여성에게서 어떤 전해질 이상이 발견 되었는가?
3. 이 여성의 산 – 염기 이상을 개선하기 위해 어떤 치료가 필요한가?

Case 23

병력

출생 8주가 지난 아이가 체중감소와 분출성 구토증상으로 응급실에 실려왔다. 이 아이의 부모는 분만 당시 아무런 어려움이 없었고 산후 합병증도 없었다고 했다. 이 아이는 처음에는 음식섭취에 아무 문제가 없었고, 성장도 무난히 진행되는 등 건강이상이 올만한 어떤 원인도 없었다고 했다. 그런데 지난 2주간 눈에 띄게 상태가 악화되었고, 모든 식사를 토해내어 현재는 체중이 줄고 있다고 했다.

검사

이 아이는 현재 불안해 하며 울고 있고, 영양부족증세 또한 보이고 있다. 그의 점막은 건조한 상태이며, 복부진단 결과 상복부에서 작은 덩어리를 발견했다.

Arterial blood gas		**On air**
05/10/2005		
Unit no. : 28734943		
ID : Richard Barter		
		Normal
H^+	29 nmol/L	(35 – 45)
pH	7.54	(7.35 – 7.45)
Pco_2	6.1 kpa	(4.7 – 6.0)
	45.8 mmHg	(35 – 45)
Po_2	11.2 kpa	(> 10.6)
	80 mmHg	(> 80)
Bicarb	37.5 mmol/L	(22 – 28)
BE	+14 mmol/L	(-2 – +2)
Spo_2	99 %	(> 98%)
Lactate	1	(0.4 – 1.5)
K	2.5 mmol/L	(3.5 – 5)
Na	135 mmol/L	(135 – 145)
Cl	86 mmol/L	(95 – 105)
iCa^+	1 mmol/L	(1 – 1.25)
Hb	18.0 g/dL	(13 – 18)

문제

1. a) 이 아이의 가스 교환을 설명하라.
   b) 이 아이의 산 – 염기 상태를 설명하라.
2. pH와 HCO_3^-를 고려하며, 이 아이의 $PaCO_2$는 기대치보다 높은가 혹은 낮은가?
3. 근본적인 진단은 무엇인가?

Case 24

병력

산과병동의 36세 임산부가 호흡곤란을 호소하고 있다. 그녀에게서 다른 증상이나 관련 병력은 찾을 수 없었다.

검사

검진결과 이 환자는 만삭의 부인이지만 다른 특별한 증상은 없다. 그녀의 흉부 검사도 이상소견을 보이지 않았다.

맥 박	110 beats/분
호흡수	20 호흡/분
혈 압	112/100 mmHg
체 온	36.6 ℃
O_2 %	99 %

ABG가 시행되었다.

Arterial blood gas		**On air**
18/03/2005		
Unit no. : 27634943		
ID : Julie Donaldson		
		Normal
H^+	35 nmol/L	(35 – 45)
pH	7.45	(7.35 – 7.45)
Pco_2	4.9 kpa	(4.7 – 6.0)
	35 mmHg	(35 – 45)
Po_2	4.7 kpa	(> 10.6)
	35 mmHg	(> 80)
Bicarb	24.0 mmol/L	(22 – 28)
BE	2 mmol/L	(-2 – +2)
Spo_2	74 %	(> 98%)
Lactate	1	(0.4 – 1.5)
K	3.6 mmol/L	(3.5 – 5)
Na	138 mmol/L	(135 – 145)
Cl	104 mmol/L	(95 – 105)
iCa^+	1.14 mmol/L	(1 – 1.25)
Hb	13.0 g/dL	(13 – 18)
Glucose	5 mmol/L	(3.5 – 5.5)

문제

1. a) 이 여성의 가스교환을 설명하라.
   b) 이 여성의 산 – 염기 상태를 설명하라.
2. 낮은 PaO_2를 설명할만한 가장 유력한 원인은 무엇인가?

Case 25

병력

55세의 정형외과병동에 입원해 있는 여성 환자가 갑작스런 호흡곤란과 왼쪽 흉부의 통증을 호소하고 있다. 그녀는 4일 전 예정된 관절치환술을 시술 받았고, 그 이후로 현재까지 침대에서 거동하지 못하고 있다. 이것을 제외한 그녀의 건강상태는 특별한 문제가 없고, 관련 병력도 없다.

검사

환자는 가벼운 호흡곤란증세를 제외하고는 건강해 보인다. 약간의 빈맥과 빈호흡 이외에는 심혈관계와 호흡계 검사에서도 의미있는 소견을 발견하지 못했다. 심부정맥혈전증을 의심할만한 임상적 증거도 찾지 못했다.

흉부 x-ray에서도 별다른 이상소견을 찾지 못했으며, 심전도에서도 동성빈맥만을 발견 할 수 있었다.

맥 박	98 beats/분
호흡수	20 호흡/분
혈 압	160/100 mmHg
체 온	36.6 ℃
O_2 %	99 %

Arterial blood gas		**On air**
10/08/2006		
Unit no. : 27634943		
ID : Jill Archerson		
		Normal
H^+	36 nmol/L	(35 – 45)
pH	7.43	(7.35 – 7.45)
Pco_2	4.9 kpa	(4.7 – 6.0)
	37 mmHg	(35 – 45)
Po_2	12.1 kpa	(> 10.6)
	91 mmHg	(> 80)
Bicarb	25.8 mmol/L	(22 – 28)
BE	- 1.8 mmol/L	(-2 – +2)
Spo_2	99 %	(> 98%)
Lactate	1	(0.4 – 1.5)
K	3.8 mmol/L	(3.5 – 5)
Na	136 mmol/L	(135 – 145)
Cl	99 mmol/L	(95 – 105)
iCa^+	1.2 mmol/L	(1 – 1.25)
Hb	10.0 g/dL	(13 – 18)
Glucose	9 mmol/L	(3.5 – 5.5)

문제

1. a) 이 여성의 가스교환을 설명하라.
   b) 이 여성의 산 – 염기 상태를 설명하라.
2. A – a 변화는 무엇인가?
3. 이 여성환자에게 더 이상의 검사가 필요한가?

정답 및 해설

Case 1

1. a) 제 1형 호흡기 장애 (중등도)
   b) 보상이 되지 않은 호흡성 알칼리증
2. 그렇다.
3. 그렇다.

이 환자는 중등도의 제 1형 호흡기 장애를 가지고 있다. 과다환기는 저산소혈증과 호흡곤란에 대한 적절한 반응이고, 그로 인해 경증의 알칼리혈증이 초래되었다 (꼭 기억해야 할 점은 대사성 보상작용이 급성 호흡성 산 – 염기장애의 대한 반응으로 일어나지는 않는다는 점이다).

이 환자에 대한 적절한 치료법으로는 저산소혈증을 개선하기 위해 산소를 추가공급하고, 감염증상을 치료하기 위해 적절한 항생제가 처방되어야 한다.

이 사례와 같이 환기장애를 가지고 있지 않은 중등도의 저산소혈증 환자들에게는 맥박산소측정법이 반복된 ABG 추출법보다 더 적절하다. 반복된 ABG 분석검사는 고탄산혈증이나 탈진의 징후 (23page 참고), 또는 SaO_2의 심각한 감소를 보일 것이다.

Case 2

1. a) 만성 제 2형 호흡기 장애
   b) 보상된 호흡성 산증
2. 고도비만에 의한 만성 제 2형 호흡기 장애

한 눈에 보면, 이 ABG 값이 대사성 보상작용을 동반한 호흡산증인지, 호흡보상을 동반한 대사성 알칼리증인지 판단이 어려울 수 있다. 그 이유는 두 상황 모두 높은 HCO_3와 $PaCO_2$를 나타내기 때문이다. 이런 상황에서 가장 좋은 단서는 pH (혹은 H^+)다. 이 환자의 pH는 정상범위안에 있기는 하지만, 산혈증에 좀 더 가깝다. 이것은 알칼리증에 대한 과잉보상을 의미하고, 그렇기 때문에 원발성 이상소견으로 산증을 의심해 볼 수 있는 것이다 (과잉보상은 일어나지 않는다). 약증의 산소공급 장애는 저환기증에서 일관적으로 나타나는 증상이다.

이 사례에서 만성 제 2형 호흡기장애를 유발한 가장 유력한 원인은 고도비만이다. 신체비만지수(BMI)가 40이 넘는 환자들 중 20%가 제한된 환기로 인해 만성 고탄산혈증을 앓고 있다 (픽윅증후군).

Case 3

1. a) 약증의 제 1형 호흡기 장애 (뚜렷한 과다환기증 동반)
   b) 보상이 되지 않은 호흡성 알칼리증
2. 폐색전증

이 환자는 젊고, 건강하며, 폐질환 병력이 없는 비흡연가 이지만, 과다환기에도 불구하고 (낮은 $PaCO_2$), PaO_2가 정상범위보다 낮으므로 산소공급의 장애가 있음을 가리킨다. 최근 장거리의 비행을 했고, 임상적 그리고 X-ray상에서 어떤 이상소견도 발견하지 못한 점으로 미루어 보아, 이 여성의 호흡곤란과 산소공급 장애로 가장 유력한 원인은 폐색전증이며, 이것을 단서로 검사를 시작해야 한다.

이 사례는 A-a 변화도를 계산하는 것이 진단에 큰 도움이 되는 임상적 사례들 중 하나이다 (PaO2가 정상범위 내에 있을 때는 더욱 큰 도움이 된다). 아래에서 볼 수 있듯이, 변화도가 심각하게 상승한 것을 알 수 있고, 이것은 곧 V/Q의 불균형을 의미한다.

A-a 변화도 $= PAO_2 - PaO_2$

PAO2 $= (0.21 \times 93.8) - (3.9 \times 1.2)$
$= 19.7 - 4.7$
$= 15$ kPa

A-a 변화도 $= 15 - 0.3$
$= 4.7$ (정상 $<$ 2.6 kPa)

혹은

PAO2 $= (0.21 \times 713) - (29.3 \times 1.2)$
$= 150 - 35$
$= 115$

A-a 변화도 $= 115 - 77$
$= 38$ mmHg (정상 $<$ 20 mmHg)

Case 4

1. a) 급성 제 2형 호흡기 부전
   b) 비보상된 호흡성 산증
2. 오피오이드 중독
3. 오피오이드 대항제

오피오이드는 호흡억제의 효과가 있어 급성 호흡기 부전 (제 2형 호흡기 부전)을 일으킬 수 있다. 이 노인 남성은 짧은 시간안에 대량의 모르핀을 처방 받았고, 극소동공 증상을 보이므로 오피오이드 중독이 중증 환기부전을 일으켰을 확률이 가장 높다. 대사성 보상작용은 발생하기까지 몇 일이 걸리기 때문에, 급성 호흡성 산증이 중증의 산혈증을 일으킨 것이다.

이 남성의 PaO_2는 정상범위 내에 있지만, 28% 산소로 호흡하고 있는 환자에게서는 기대치보다 낮은 수치이며, 이 정도의 저환기증에서는 거의 일관적이다.

심폐소생술 이외에도, 호흡억제를 반전시키기 위해 오피오이드 대항제(예; 날록손)가 처방되어야 한다. 또한, 치료 후에도 지속적인 상태 개선이 진행되고 있는지 자세한 모니터링이 필요하다.

Case 5

1. a) 제 1형 호흡기 장애 (중등도)
   b) 정상적인 산-염기 균형유지
2. 그렇다.

위의 ABG는 급성악화를 동반한 만성 폐쇄성 폐질환을 가지고 있는 이 환자를 위해 적절한 치료법을 찾는데 매우 유용하다. 이런 상태에 있는 환자들은 종종 저산소성 진행 억제(=환기억제)에 대한 두려움으로 추가적인 산소공급을 충분하게 처방 받지 못하는데, 이것은 만성 제 2형 호흡기 부전(↑$PaCO_2$와 ↑HCO_3로 알 수 있는)을 가진 환자들에게만 적용되는 상황이다. 이 환자는 제 1형 호흡기 장애를 가지고 있기 때문에 저산소성 진행에 의존하지 않는다.

이 환자는 만성적으로 낮은 PaO_2를 가지고 있을 확률이 높지만, 최근 그의 증상과 운동내성이 급격하게 악화된 점으로 미루어 보아, 정상 기저선에서 추가적인 감소가 진행되었다는 것을 알 수 있다. 중요한 점은, 현재 수준의 PaO_2에서는(O_2-Hb 곡선의 가파른 부분), 아주 작은 감소에도 SaO_2는 더 크게 반응하여 감소할 수 있고, 체내 조직으로의 산소 공급이 원활하지 못할 수 있다. 그러므로, 산소공급은 증상완화와 조직저산소증을 예방하기 위해 꼭 필요한 처방이며, 저환기증 촉진에 대한 두려움으로 보류되어서는 안 된다.

Case 6

1. a) 급성 제 2형 호흡기 장애
   b) 보상이 되지 않은 호흡성 산증
2. 그렇지 않다.

급성악화를 동반한 만성 폐쇄성 폐질환을 가진 이 환자는 심각한 기도 폐쇄를 막기 위해 작게는 몇 시간에서 많게는 몇 일 동안을 고통스러워 했으며, 현재는 과도한 호흡일로 지친 상태이다. 그 결과, 그의 폐포환기는 감소하고 있고, 이로 인해 급성 제 2형 호흡기 부전으로 이어지고 있다. 이것은 만성 폐쇄성 폐질환뿐만이 아니라, 어떤 이유에서건 제 1형 호흡기 부전을 더 복잡하게 만들 수 있다. 상승하는 $PaCO_2$는 감소된 저산소 진행에 의한 것이 아니므로, 산소공급을 중단하는 것이 개선책이 될 수 없다. 실제로 이 환자가 심각한 저산소혈증을 보인다면 다른 치료와 함께 더불어 그의 FiO_2 또한 증가되어야 할 것이다.

꼭 기억해야 할 점은, 급성 호흡성 산증은 대사성 보상작용이 일어나기까지 기다려주지 않기 때문에, 위험한 산혈증이 빠르게 진행된다는 점이다. 그래서 $PaCO_2$를 개선하기 위해 충분한 환기 처방이 절박하다. 이 사례에서 가능한 판단은 호흡 자극제(예; 독사프람)나, 필요하다면 비침습성 환기를 처방하는 것이 될 수 있겠다. 만약 이것들조차도 실패한다면, 상황에 따라 삽관과 기계적인 환기가 필요할 수도 있다.

Case 7

1. a) 제 1형 호흡기 장애
   b) 약증의 대사성 산증에 의한 약증의 호흡성 알칼리증 (2개의 일차성 과정)
2. 흡인성 폐렴
3. 중증

이 환자는 높은 FiO_2를 받고 있음에도 불구하고 약증~중등도의 저산소혈증을 보이고 있다. 또한 이 때문에 심각한 산소공급장애를 갖고 있다. 약간 낮은 $PaCO_2$는 환기가 충분하다는 것을 의미하기 때문에 이것은 제 1형 호흡기 장애에 속한다. 약증의 대사성 산증에 대한 원인은 아마도 조직 저산소증에 의한 유산증일 가능성이 높다.

병력이나, 흉부 X-ray, 또 검사결과를 모두 종합해 보았을 때 흡인성 폐렴이 유력하다.

이 환자의 건강은 심각하게 안 좋은 상태이므로, PaO_2의 어떤 추가적인 감소도 파국적일 수 있다 (O_2. Hb 포화곡선의 가파른 부분). 이 여성의 산소 요법은 SaO_2레벨이 92% 이상으로 유지될 수 있도록 필요에 의해 조정되어야 하며 혹시 모를 상태악화에 대비해 중환자실에서 가까이 모니터링 하는 것이 좋다.

Case 8

1. a) 만성 제 2형 호흡기 장애
   b) 보상된 호흡성 산증
2. PO_2
3. PCO_2와 HCO_3

급성 악화를 동반한 만성 폐쇄성 폐질환은 의학적으로 흔한 응급상황이며, 이 사례는 주요 원리들을 포함하고 있다.

1. ↑ $PaCO_2$는 이 환자가 제 2형 호흡기 장애 (환기 장애)를 가지고 있다는 것을 가리킨다.
2. ↑ HCO_3는 만성적인 제 2형 장애를 의미한다 (대사성 보상작용은 일어나기까지 시간이 걸리기 때문에).
3. $PaCO_2$의 급격한 상승은 만성 제 2형 장애에서도 산혈증으로 이어질 수 있다. pH가 정상이기 때문에, $PaCO_2$는 지난 몇 일간 뚜렷한 변화를 보이지 않았다 (다시 말해, 급성 악화 상승은 없다는 것이다).
4. 이 남성의 PaO_2는 떨어졌을 가능성이 높다. 이것으로 인해 호흡곤란 증가와 운동능력의 감소가 일어났을 것이다: PaO_2가 8 kPa (60 mmHg)아래로 떨어졌을 때는, PaO_2의 작은 감소에도 SaO_2가 더 크게 감소할 수 있다 (곡선의 가파른 부분).
5. 이 환자는 만성 고탄산혈증을 가지고 있기 때문에, 환기의 자극제로 저산소성 진행에 의존할 수 있다.
6. 목표는 환기 진행을 억제하지 않고 충분한 산소공급을 확보하는 것이다 (우리는 이 환자의 저산소혈증을 경시해서는 안된다).

Case 9

1. a) 급성 악화를 동반한 제 2형 호흡기 장애
   b) 부분 보상된 호흡성 산증
2. 과도한 보충 산소공급

만성 제 2형 호흡기부전 환자에게 추가적인 산소공급을 처방할 때는 주의가 필요하다. 여기서의 목표는 최근 악화된 저산소혈증의 진행을 반전시키고, PaO_2의 과다 상승을 통한 환기 진행 억제를 피하며 조직 내 충분한 산소공급을 확보하는 것이다.

많은 기관들이 산소 농도 24 – 28%의 고정된 농도 마스크를 이용한 산소요법을 시행할 것을 권한다. 이 요법에 대한 환자의 반응은 가까이서 주의깊게 모니터링 되어야 하며, 임상적 평가와 ABG 측정도 자주 이루어져야 한다. 이런 상황에서는 맥박산소측정법이 ABG의 적절한 대안이 될 수 없다. 그 이유는 SaO_2 정보만을 가지고 환기가 충분한지의 여부를 확인할 수 없기 때문이다.

이 사례에서도 알 수 있듯이, 환자는 정상적인 SaO_2에도 불구하고, 현재 목숨을 의협하는 급성 악화를 동반한 호흡기 부전을 가지고 있다. $PaCO_2$의 상승을 빠르게 확인하고 환기를 개선해 반전 시켜야만 한다. 가능한 전략으로는 흡입산소농도나, 호흡 자극제, 또는 보조 환기를 줄이는 방법이 있다.

Case 10

1. a) 약증의 제 1형 호흡기 장애
   b) 정상
2. $PaCO_2$ (정상범위의 가장 높은 끝부분)
3. 목숨을 위협하는 발작

이 환자는 심각한 발작성 천식의 몇 가지 특징을 가지고 있지만, 현재 상황에서 가장 염려되고 또 목숨을 위협할 수 있는 부분은 높은 - 정상수준의 $PaCO_2$ 레벨이다. 급성 악화를 동반한 천식을 가지고 있는 환자들은 상승한 호흡수와 호흡노력에 의해 낮은 $PaCO_2$를 가질 수 밖에 없다 (↑ 폐포환기). 5 kPa (37.5 mmHg) 보다 높은 레벨은 이 환자가 현재 기도폐쇄를 막기 위해 안간힘을 쓰고 있다는 것을 뜻하며, 호흡을 하려는 노력에서부터 지치기 시작할 수 있다. 그 결과, 그녀의 $PaCO_2$는 목숨을 위협하는 공격을 신호하게 된다.

생명을 위협하는 특징을 동반한 중증의 급성 천식을 갖고 있는 환자들은 중환자실에 즉시 알려야 한다. 이런 환자들은 집중적인 치료와 모니터링이 필요하며, 이에 대한 반응을 평가 하고 삽관의 필요성을 확인하기 위해 반복된 ABG 측정이 시행되어야 한다.

Case 11

1. a) 과호흡 (원발성)
   b) 보상되지않은 호흡성 알칼리증
2. 낮은 이온화 칼슘
3. 심인성 과호흡

이 사례는 심인성 과호흡의 전형적인 임상 사례이다. 이 환자의 ABG에서도 볼 수 있듯이, 정상적인 산소공급과 (정상 PaO_2), 정상적인 A－a 변화에도 불구하고 과호흡 증상을 보이고 있다 (낮은 $PaCO_2$).

여기서 중요한 점은 대사성 보상작용이 일어나기에 충분한 시간이 없었기 때문에 HCO_3 (와 BE)가 정상일 수 있다는 점이다. 그 결과, $PaCO_2$의 감소는 뚜렷한 알칼리혈증을 유발했다.

한가지 더 중요한 점은 H^+이온이 알부민, 또는 다른 단백질과의 융합을 위해 칼슘과 경쟁을 하기 때문에, 혈액 내 이온화 칼슘의 농도가 시료의 pH에 의해 영향을 받았다는 점이다. 그리하여, H^+이온의 숫자가 줄어들고 (알칼리혈증), 더 많은 칼슘이 알부민과 융합하여 혈청 이온화 칼슘의 레벨을 떨어뜨리게 된다. 이것이 무감각과 따끔함의 원인이 되었을 가능성이 가장 높다.

다른 심혈관계, 혹은 호흡계 병리를 배제하고, 흉부의 통증이나 호흡곤란 같은 증상을 심인성 과호흡으로 돌리기 전에 다시 한번 살펴보는 등의 주의가 필요하다.

Case 12

1. a) 정상 – 하지만 중증의 저산소혈증
   b) 보상된 대사성 산증
2. 일산화 탄소 중독
3. SaO_2

일산화 탄소 (CO) 중독은 보통 구역, 구토, 두통, 혼란 같은 증상을 동반한다. 일산화탄소의 포화도는 증상과는 거의 관계되지 않지만, 50%가 넘는 수준은 심장정지나 발작을 일으킬 수 있다.

이 환자는 왜 저산소혈증인가?

일산화탄소는 산소와 헤모글로빈의 친화력보다 200배 더 높은 헤모글로빈 친화력을 가지고 있기 때문에, 산소보다 먼저 헤모글로빈 분자를 가지고 간다(일산화탄소헤모글로빈). 그 결과, 헤모글로빈의 산소포화도(SaO_2)는 PaO_2가 매우 높을 때에도 일산화탄소 중독에 의해 눈에 띄게 감소한다. 혈액 내 전체 산소량이 SaO_2와 Hb 농도에 의해 결정되기 때문에, 체내 조직으로의 산소 공급이 불충분하고(조직 저산소증), 이것으로 인해 유산증이 일어난다.

그렇다면 이 상황에서 SaO_2는 왜 정상으로 보이는가?

대부분의 맥박산소측정계는 일산화탄소헤모글로빈과 산소헤모글로빈을 구분하지 못한다. 그래서 일산화탄소중독의 경우 실제 SaO_2를 측정해내지 못한다. 보통 ABG 분석검사에서는 SaO_2가 측정되는 것이 아니라, PaO_2의 측정값을 이용해 계산하게 된다. 나중의 지표들은 자유로운, 융합되지 않은 산소 분자들을 기준으로 한 것이기 때문에 일산화탄소에 영향받지 않았다.

Case 13

1. a) 과다 환기–산소공급에 장애는 없으나, 빈혈에 대한 2차성 저산소혈증 (p. 18)
   b) 보상되지않은 호흡성 알칼리증
2. 빈혈 (헤모글로빈 6.8)
3. 헤모글로빈 농도 복구 (예; 수혈, 철분 보충)

이 환자는 만성 직장출혈에 의한 철결핍증 때문에 심각한 빈혈상태를 보이고 있을 확률이 높다. 하지만 이것 또한 정식으로 실험용 시료를 채취해 확인되어야만 한다 ('전체 혈구계산').

별다른 환기장애나 산소 공급에도 문제가 없으므로 PaO_2와 SaO_2는 정상이다. 하지만, 혈액 내 산소 중 대부분이 헤모글로빈과 포화되었기 때문에 이 여성의 혈액 내 전체 산소량은 낮다.

과다 환기는 호흡곤란 증상에 대한 일반적인 반응이고, 이 것으로 PaO_2가 약간 상승한다. 그러나, 위의 정황상 이미 남아있는 헤모글로빈 분자들은 완벽하게 포화가 된 상태이기에 혈액 내 산소량에 큰 영향을 주지는 못한다.

이와 같은 이유로 산소공급을 추가한다고 해도 전체 산소량에 큰 영향을 주지는 못할 것이다. 이런 상황에서 가장 좋은 유일한 방법은 헤모글로빈 농도를 높이는 것이다. 헤모글로빈 농도는 수혈을 받는 것으로 빠르게 높일 수도 있고, 철분 보충을 통해 서서히 높일 수도 있다.

Case 14

1. a) 과다 환기 (2차성)
   b) 부분 보상된 대사성 산증
2. 장간막 허혈

이 사례에서 ABG는 무엇을 뜻하나? 중증의 대사성 산증으로 인해 산혈증이 생겼고, 유산염이 증가한 것으로 보아 유산증이라는 것을 알 수 있다. 유산은 충분한 산소 공급을 받지 못한 조직에 의해 생산되지만 전체적인 산소공급은 정상이다 (FiO_2가 40% 정도 되는 상황에서의 PaO_2는 적절하다). 또한, 쇼크를 의심할 만한 임상적 증상 (예; 저혈압, 허혈)도 발견할 수 없었기 때문에 조직의 산소 공급에도 문제가 없다고 볼 수 있다.

이 경우에 유산염은 창자에서 만들어진다. 이 환자는 장간막 허혈을 가지고 있기 때문에, 혈전이나 색전에 의한 동맥 폐쇄에 의해 창자 벽으로의 혈액공급이 원활하지 못하다. 혈액공급이 충분하지 못할 때, 창자 조직은 저산소증을 보이며 무산소 대사에 의존하게 된다 (또한, 유산염을 부산물로 생산한다).

장간막 허혈은 진단을 내리기 어려운 질병 중 한가지인데, 그 이유는 증상이나, 징조, 통상적인 검사 방법 등이 모두 불특정 하기 때문이다. 특히 유산증을 가지고 있는 환자의 경우에는, 심각한 통증이 있다 하더라도, 최소한의 복부 검사결과만을 가지고 진단 내려야 한다.

Case 15

1. a) 과다 환기 (2차성)
   b) 부분 보상된 중증의 대사성 산증
2. 음이온 차이=(141+4.6)-(96+6)=43.6 (정상=10-12)
3. 당뇨병 케톤산증

당뇨병 케톤산증의 경우, 심각한 인슐린 결핍은 과혈당으로 이어지며, 지방의 대사운동 또한 상승한다. 지방이 파괴되며 케톤체를 만들어내 고(작은 유기산), 이 케톤체들은 우리 몸의 에너지를 제공하는 또 다른 대안이 되지만 체내에 축적될 수 있다. 이렇게 축적된 케톤체들은 결국 초중증의 대사성 산증을 일으킨다. 또한, 음이온 차이 상승의 원인도 이 케톤체들이다.

이 사례의 경우, 산증이 신장의 산을 배출하는 능력만 압박하는 것이 아니라, 호흡기 보상기전에까지도 영향을 미치게 된다. 그리하여 최대에 가까운 호흡기 보상작용에도 불구하고 심각하고 위험한 산혈증이 발생하는 것이다.

당뇨병 케톤산증의 또 다른 심각한 문제는 과혈당에 의한 초중증의 삼투압 이뇨작용인데, 이것으로 인해 심각한 탈수와 전해질 손실이 일어난다.

Case 16

1. a) 과다 환기 (2차성)
   b) 부분 보상된 중증의 대사성 산증
2. 32
3. 그렇다.

메탄올 섭취는 30 mL정도의 소량에도 치명적일 수 있다. 메탄올은 포름알데히드와 포름산을 생산하기 위해 간에 의해 대사한다. 포름산의 축적은 음이온차이의 상승을 동반한 초중증의 산증으로 이어진다. 또한, 안구 독성을 유발해 시력을 영원히 잃을 수 있다.

$$\begin{aligned}\text{음이온 차이} &= (\text{Na}\{136\} + \text{K}\{4.5\}) - (\text{Cl}\{99\} + \text{HCO}_3\{9.5\}) \\ &= 140.5 - 108.5 \\ &= 32\end{aligned}$$

메탄올 중독의 치료는 복잡하지만, 주로 에탄올을 투여하는 과정을 포함한다. 에탄올은 메탄올이 유독성의 대사산물로 변질되지 않도록 저해하는 기능을 한다.

Case 17

1. a) 약증의 과다 환기 (2차성)
   b) 보상된 대사성 산증
2. 음이온 차이 = (137 + 3.0) − (109 + 18)
   = 138 − 125
   = 13 (정상)
3. 신세관산증 (타입 1)

정상적인 음이온 차이의 산증을 감별진단하는 것은 비교적 제한적이고, 설사증상이 없을 경우 신세관산증 (RTA)이 원인일 확률이 높다. 신장결석이나 관련된 저칼륨혈증의 병력이 있다면 이 진단을 더욱 확실하게 해준다.

제 1형 신세관산증에서는 신장이 H^+이온을 Na^+이온과 교환하여 소변으로 분비하는 기능이 제대로 이루어지지 못한다. 이것은 소변의 HCO_3과 다손실로 이어지고, 결국 산증을 초래하게 된다. 또한, 전기적중성을 유지하기 위해, 여분의 Cl^-를 보유한다 (그리하여 고염소혈산증이 되는 것이다). 그 이유는, Cl^-는 측정되지 않은 음이온과 달리 측정된 것이고, 음이온 차이의 상승도 없기 때문이다.

제 1형 신세관산증은 종종 신장결석에 의해 복잡해지는데, 신장결석은 칼슘이 알칼리성 뇨에서 침전물이 되어 결석을 생산하는 것을 말한다.

저칼륨혈증이 발병하는 원인은 Na^+이온이 H^+이온과 교환하지 않고, K^+이온과 교환하게 되면서 일어난다.

Case 18

1. a) 과다환기
   b) 보상된 대사성 산증 혹은 대사성 산증을 수반한 호흡성 알칼리증
2. 27
3. 아스피린

살리실산염 중독은 살리실산염이 산 (acid)이기 때문에 원발성 호흡성 알칼리증 (호흡중추의 직접적인 자극)과 원발성 대사성 산증 두가지 모두를 유발한다 (또한, 유산염의 형성을 촉진시킬 수도 있다). 그렇기 때문에 과다환기가 아스피린에 의한 1차성 영향인지 혹은 대사성 산증에 대한 반응인지 확실히 확인하기 어렵다.

이런 경우, 진단은 살리실산염의 정도를 측정하는 것으로 확인 할 수 있다.

Case 19

1. a) 과다 환기 (2차성)
   b) 부분 보상된 중증의 대사성 산증
2. 저나트륨혈증 (↓Na^+), 고칼륨혈증 (↑K^+), 저혈당 (↓혈당), 상승한 유산염
3. 정맥 내 코르티코스테로이드

이 환자는 부신 기능부전을 가지고 있을 확률이 높다. 부신 기능부전은 부신이 충분한 양의 코티솔 호르몬을 생산해 내지 못하는 상태를 이야기 한다 (또한, 어떤 상황에서는 알도스테론을 생산해 내지 못하기도 한다). 이것은 종종 불특정의 피로감이나, 권태감, 식욕부진을 동반하고, 이것에 따른 체중 감소는 간과되거나 오진되기 쉽다.

부신 호르몬의 결핍은 소금과 물의 고갈과 혈관긴장도의 손실을 유발하는데, 이 사례처럼, 급작스런 순환계 허탈로 이어질 수도 있다 (급성 부신 위기). 순환계 쇼크는 중증의 유산증을 유발하는 원인이기도 하다.

환자는 또한 포도당 보유력을 동원하는 능력을 상실했고, 이런 이유로 저혈당과 특정 전해질의 이상이 발생한다(↓Na^+ : ↑K^+).

심폐소생술과 수액소생술에 더불어, 이 환자의 상태를 개선할 수 있는 주된 치료는 정맥 내 하이드로코르티손의 투여이다.

Case 20

1. a) 정상 (다시 말해,충분한 환기와 산소공급이 산소주머니와 마스크에 의해 이루어짐.)
   b) 중증의 대사성 산증 (비보상성)
2. 예후 매우 좋지 않음.

심장정지의 상황에서 ABG는 다양한 용도가 있다. ABG는 환자의 환기 적절도를 결정할 수 있게 해주고 (이 사례에서는 산소주머니와 마스크로 수동 공급된), 고칼륨혈증의 존재여부를 확인할 수 있게 해주며 (심장정지의 가역적 원인중 하나이기도 한), 유용한 예후정보를 제공 하기도 한다.

이 사례에서는, 산소 주머니와 마스크로 CO_2제거와 혈액 산소화를 성공시켰음에도 불구하고, 환자가 조직저산소증에 압도당해 초중증의 2차성 유산증을 일으키게 되었다. 이것이 다요인적일 수 있지만 (예를 들어, 근본적인 질병의 과정; 산소주머니와 마스크 이전의 저산소혈증), 가장 주요한 원인은 심기능의 손실로 인한 불충분한 조직관류이다.

이 환자의 예후는 매우 좋지 않다. 산증의 정도가 생명유지와 양립할 수 없을 확률이 높고, 그의 부정적인 리듬과 (빈사리듬이 DC 심 율동전환에 반응하지 않고, 보통 '죽어가는 심장' 을 뜻하는), 나이, 공존이환 등으로 미루어 보아 성공적인 소생 가능성은 극히 희박하다.

Case 21

1. a) 제 1형 호흡기 장애 (중증)
   b) 부분 보상된 중증의 대사성 산증
2. 0.6 – 0.8 (p. 16 참고)
3. 급성 췌장염

급성 췌장염은 환자의 병력, 검사 결과, 그리고 상승한 혈청 아밀라아제를 토대로 진단 내릴 수 있다; 여기서 ABG는 질병의 심각도를 평가하는데 도움을 준다.

중증의 유산증 (높은 음이온차이와 상승한 유산염)은 명백한 조직 저산소증을 의미한다. 이것의 주 원인은 순환계 허탈에 의한 조직으로의 혈액공급장애이다. 이것은 췌장염의 전신염증 반응 중 하나로 일어나게 되고, 이 반응은 적극적인 수액소생술과 ± 혈압상승제를 이용해 빠르게 개선되어야만 한다.

FiO_2가 0.6 – 0.8일 때, PaO_2가 10.8이라는 것은 중증의 호흡기 장애를 의미하고, 흉부 X – ray 판독과 더불어 종합해 보았을 때, 이것은 곧 급성호흡곤란증후군을 암시한다 (폐 염증 상태). PaO_2가 현재는 충분할 지라도, 환자의 상태가 더 악화되거나 증가한 호흡으로 지치게 된다면 환기보조가 필요할 수 있다.

마지막으로, ABG가 높은 포도당과 낮은 칼슘농도를 보이고 있는데, 이 두 가지 모두 급성 췌장염의 부정적 예후인자이다.

이 환자는 즉시 중환자실로 옮겨 집중적인 모니터링과 치료가 필요하다.

Case 22

1. a) 경증의 제 2형 호흡기 장애 (보상성 반응)
   b) 보상된 대사성 알칼리증
2. 전해질 저칼륨혈증 (↓K^+)
   저나트륨혈증 (↓Na^+)
   저염소혈증 (↓Cl−)
3. 치료 수액과 전해질 교체

구토는 위액 내 H^+이온의 손실을 가져온다. H^+이온 손실에 대한 신장의 보통반응은 산 – 염기 평형 유지를 위해 HCO_3^-의 분비를 증가하는 것이다. 그렇다면 왜 이 현상은 일어나지 않았는가?

그 이유는 지속된 구토로 수액, Na^+, Cl^-, 그리고 K^+가 고갈되었기 때문이다. 이런 상황에서 신장의 최우선 목표는 염분과 수분을 유지하는 것이다.

알도스테론 호르몬의 영향을 받아, Na^+ 이온은 K^+, 혹은 H^+이온의 희생으로 유지하게 된다. 만약 K^+이온이 충분하다면, H^+의 손실은 최소화 할 수 있지만, K 또한 공급이 부족한 상황이기 때문에 두 가지 모두 잃게 된다 (그로 인해 알칼리증과 저칼륨혈증 모두 악화시키게 된다).

Cl^-의 고갈은 HCO_3^-의 배출 또한 제한하는데, 그 이유는 혈액 내 전해질 중성 유지를 위해 양이온과 음이온이 균형을 이루어야 하기 때문이다.

그러므로, 이 사례에서는, 정맥 내 수액과 전해질(Na^+, Cl^-, K^+)교체로 신장이 HCO_3를 더 배출해 낼 수 있도록 해주어 알칼리증을 개선한다.

Case 23

1. a) 경증의 제 2형 호흡기 장애 (보상성 반응)
   b) 부분 보상된 대사성 알칼리증
2. 낮음
3. 유문협착증

선천성 유문협착증은 생후 첫 6주 내에 위장관이 비대해짐으로 인해 발병한다. 이 비대증은 위장과 십이지장 사이의 흐름을 막아 분출성 구토와 영양흡수 불가를 초래한다.

이전의 사례와 같이, 지속적인 구토로 인해 막대한 양의 H^+이온 손실이 발생했고 이 손실은 곧 대사성 알칼리증을 촉발하게 된 것이다. 이것이 가능한 이유는 관련된 수액인, Na^+, Cl^-, 그리고 K^+의 고갈로 인해 신장이 HCO_3배출을 증가할 수 없기 때문이다. 그러나, 이 사례에서 중증의 알칼리혈증이 일어난 이유에는 두 가지가 있다.

첫번째는 대사성 알칼리증이 더 심각하다. 이것은 장기간 지속된 구토가 주된 원인이기도 하지만, 십이지장의 HCO_3가 토사물에 섞여 손실되지 않도록 위장과 십이지장 사이를 폐쇄하였기 때문이기도 하다.

두번째는 최소한의 호흡성 보상작용이 일어나고 있다. 중증의 알칼리혈증이 있는 환자에게서는 $PaCO_2$의 큰 상승을 예측할 수 있다. 이것은 추가적인 호흡 자극을 요하는 아이의 호흡곤란으로 설명되고, 이 자극으로 인해 보상성 반응에 둔감하게 된다 (다시 말해, 약증의 원발성 호흡성 알칼리증).

Case 24

1. a) 중증의 제 1형 호흡기 장애증상을 보임.
   b) 정상적인 산-염기 장애
2. 설명 정맥 샘플

ABG 결과는 치명적으로 심각한 저산소혈증을 암시하지만, 환자는 겉으로는 경미한 증상들 외에 별다른 호흡기적 특징 없이 건강해 보인다. 게다가 더욱이, 맥박산소측정법에서 측정된 SaO_2 (99%)와 ABG에서 계산한 SaO_2 (74%)가 크게 불일치 하고 있다. 이것을 설명할 만한 추측으로는 환자에게서 혈액샘플을 채취할 당시 동맥이 아닌 정맥에서 채취했을 가능성이 높다는 것이다. 이런 경우 ABG를 다시 한번 시행 해야 한다.

PaO_2를 평가하기 위해 ABG 샘플을 추출할 때에는 꼭 동맥에서 추출해야 한다는 것을 명심해야 한다. 이것 외에도, 무박동 혈류와 샘플 추출당시 주사기의 draw back이 필요했다는 점으로 보아 이 환자의 샘플은 정맥혈이었다는 것을 알 수 있다.

Case 25

1. a) 정상적인 가스교환
   b) 정상적인 산-염기 상태
2. A-a 변화도 1.9 kPa / 15 mmHg (정상)
3. 그렇다 (폐색전증은 제외해야 한다).

이 사례는 ABG의 한계와 임상적 정황의 중요성을 보여주기 위해 추가되었다. 이 환자의 ABG는 완벽히 정상이지만 최근 하지 부분의 정형외과 수술을 받았으며 그 이후 거동할 수 없게 되었다는 점으로 보아 현재 폐색전증에 걸렸을 위험이 높다. 게다가, 그녀는 처음 검사 시에는 없었던 갑작스런 흉막염 통증과, 호흡곤란, 그리고 빈맥을 호소하고 있다.

산소공급에 장애가 있다는 것을 찾아낸 것만으로도 폐색전증을 진단하는데 더 무게를 실어줄 수 있겠지만, 그녀의 정상적인 ABG도 결코 배제할 수 없다. 그렇기 때문에 이 여성환자는 이 진단을 배제할 수 있도록 적절한 영상법 (예를 들어, 환기-관류 스캔이나, 컴퓨터 단층촬영을 이용한 폐혈관 조영술 같은)이 필요하다.

A-a 변화도 = $PaO_2 - PaO_2$
{(0.21 × 93.8)-(4.9 × 1.2)}-12.1
13.9-12.1
=1.8 kPa (정상= 〈 2.6 kPa)
혹은
{(0.21 × 713)-(37 × 1.2)}-91
106-91
=15 mmHg (정상 〈 20 mmHg)

찾아보기

ㅇ

ㅈ, ㅊ

ㅋ

ㅍ

ㅎ

A

B

C, D

F

H, K

L, M

N, P

R, S

T, U